Nossa Voz

Manual Prático de Treinamento Vocal

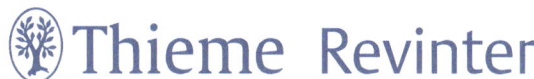

Nossa Voz

Manual Prático de Treinamento Vocal
Sétima Edição

Ruth Bompet de Araújo
Pós-Graduação em Fonoaudiologia pela Universidade Estácio de Sá (UNESA) em 1973
Pós-Graduação em Voz pela Universidade Estácio de Sá (UNESA)
Especialista em Voz pelo Conselho Federal de Fonoaudiologia em 1997
Professora do Curso de Pós-Graduação em Voz da UNESA (2000-2002)
Professora de Oratória do Curso de Pós-Graduação de Intérprete de Conferência na PUC-Rio
Professora do Curso de Atualização em Voz
Professora de Fisiologia da Voz do Curso de Residência Médica em Otorrinolaringologia da Clínica Professor José Kós
Consultora Empresarial na Área de Comunicação Humana
Conferencista em Congressos Nacionais e Internacionais
Fonoaudióloga e Supervisora Clínica
Preparadora Vocal de Atores e Cantores
Consultora em Media Trainning
Fundadora do Instituto Edmeé Brandi
Fundadora da Sociedade Brasileira de Laringologia e Voz

Maryse Malta Müller
Graduação em Fonoaudiologia pela Universidade Estácio de Sá (UNESA) em 1973
Graduação em Voz pela Universidade Estácio de Sá (UNESA)
Especialista em Voz pelo Conselho Federal de Fonoaudiologia em 1997
Fonoaudióloga da Clínica Professor José Kós
Conferencista em Congressos Nacionais e Internacionais
Fonoaudióloga e Supervisora Clínica
Preparadora Vocal de Atores e Cantores
Sócia Fundadora do Instituto Edmée Brandi
Sócia Fundadora da Sociedade Brasileira de Laringologia e Voz
Sócia Fundadora da Associação Brasileira de Canto

Thieme
Rio de Janeiro • Stuttgart • New York • Delhi

Dados Internacionais de Catalogação na Publicação (CIP)
(eDOC BRASIL, Belo Horizonte/MG)

A663n

Araújo, Ruth Bompet de
　Nossa voz: manual prático de treinamento vocal/Ruth Bompet de Araújo, Maryse Malta Müller. – Rio de Janeiro, RJ: Thieme Revinter, 2023.

　16 x 23 cm
　Inclui bibliografia.
　ISBN　978-65-5572-218-5
　eISBN　978-65-5572-219-2

　1. Fonoaudiologia. 2. Treinamento vocal. I. Müller, Maryse Malta. II. Título.

CDD: 616.855

Elaborado por Maurício Amormino Júnior – CRB6/2422

Contato com as autoras:
Ruth Bompet de Araújo
rubompet@gmail.com

Maryse Malta Müller
marysemuller@terra.com.br

© 2023 Thieme. All rights reserved.

Thieme Revinter Publicações Ltda.
Rua do Matoso, 170
Rio de Janeiro, RJ
CEP 20270-135, Brasil
http://www.ThiemeRevinter.com.br

Thieme USA
http://www.thieme.com

Design de Capa: © Thieme

Impresso no Brasil por Forma Certa Gráfica Digital Ltda.
5 4 3 2 1
ISBN 978-65-5572-218-5

Também disponível como eBook:
eISBN 978-65-5572-219-2

Nota: O conhecimento médico está em constante evolução. À medida que a pesquisa e a experiência clínica ampliam o nosso saber, pode ser necessário alterar os métodos de tratamento e medicação. Os autores e editores deste material consultaram fontes tidas como confiáveis, a fim de fornecer informações completas e de acordo com os padrões aceitos no momento da publicação. No entanto, em vista da possibilidade de erro humano por parte dos autores, dos editores ou da casa editorial que traz à luz este trabalho, ou ainda de alterações no conhecimento médico, nem os autores, nem os editores, nem a casa editorial, nem qualquer outra parte que se tenha envolvido na elaboração deste material garantem que as informações aqui contidas sejam totalmente precisas ou completas; tampouco se responsabilizam por quaisquer erros ou omissões ou pelos resultados obtidos em consequência do uso de tais informações. É aconselhável que os leitores confirmem em outras fontes as informações aqui contidas. Sugere-se, por exemplo, que verifiquem a bula de cada medicamento que pretendam administrar, a fim de certificar-se de que as informações contidas nesta publicação são precisas e de que não houve mudanças na dose recomendada ou nas contraindicações. Esta recomendação é especialmente importante no caso de medicamentos novos ou pouco utilizados. Alguns dos nomes de produtos, patentes e design a que nos referimos neste livro são, na verdade, marcas registradas ou nomes protegidos pela legislação referente à propriedade intelectual, ainda que nem sempre o texto faça menção específica a esse fato. Portanto, a ocorrência de um nome sem a designação de sua propriedade não deve ser interpretada como uma indicação, por parte da editora, de que ele se encontra em domínio público.

Todos os direitos reservados. Nenhuma parte desta publicação poderá ser reproduzida ou transmitida por nenhum meio, impresso, eletrônico ou mecânico, incluindo fotocópia, gravação ou qualquer outro tipo de sistema de armazenamento e transmissão de informação, sem prévia autorização por escrito.

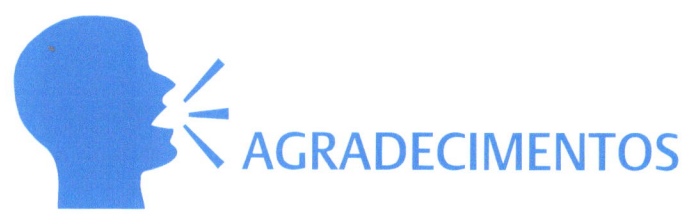

AGRADECIMENTOS

Agradecemos às amigas Ligia Marcos e Vera Maria do Canto e Mello pelas palavras carinhosas e encorajadoras na apresentação e prefácio deste volume.

Agradecemos aos Mestres que tanto nos ensinaram e aos pacientes que nos mostraram os melhores caminhos.

Agradecemos também à Editora Thieme Revinter pelo apoio, competência de sua equipe e resultado.

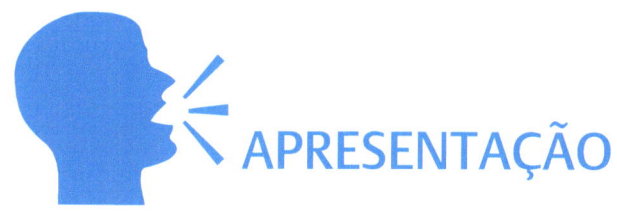

APRESENTAÇÃO

Para nós, fonoaudiólogos, o atendimento a cada paciente é um desafio. Como impressões digitais, necessidades são sempre exclusivas, não há uma igual à outra. Não há receita pronta, nem fac-símile...

Neste desafio constante, o que nos move é avaliar e reavaliar a situação do paciente e, cientes de sua individualidade, criteriosamente selecionar os passos que poderão auxiliar no atendimento dos objetivos na terapia fonoaudiológica.

E, aí, nesse percurso, nessa rota de busca permanente, a bússola que orienta o terapeuta é a sua experiência, que age e reage alicerçada no conhecimento da anatomia e da fisiologia, e que transcende linhas, limites, conceitos preestabelecidos ou especializações.

O profissional de fonoaudiologia que se dedica à terapia vocal, seja voz falada ou cantada, reconhece, também que, além da "bússola", o estudo das patologias laríngeas e a atualização constante nas pesquisas e trabalhos sobre voz são imprescindíveis. O tripé experiência/estudo/atualização traz o resultado positivo à terapia. Com esta obra, Ruth e Maryse vêm auxiliar colegas de profissão, iniciantes ou não, a suavizar o caminho, emprestando sem usura a sua "bússola". É isto que aqui fazem ao descrever e apresentar, com clareza, técnicas e abordagens terapêuticas que se mostraram mais eficazes ao longo de seus mais de 40 anos de percurso.

Reconhecidamente, aqui elas honram — e eu as louvo por isto, a nossa grande inspiradora, Profª. Drª. Edmée Brandi, que incansavelmente transmitia, como seu lema, a tantos quantos bebiam na fonte de seus conhecimentos, as palavras de Axel Munthe:

"O que guardas contigo, perdes; o que passas adiante, guardas para sempre."

Ligia Marcos
Fonoaudióloga
Especialista em Voz

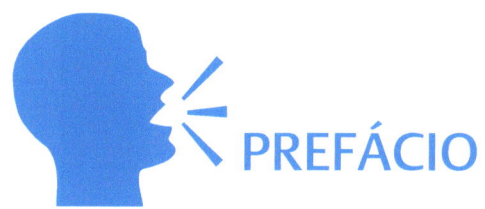
PREFÁCIO

Tenho acompanhado as trajetórias profissionais de Maryse Müller e de Ruth Bompet há algumas décadas. Comungamos dos mesmos princípios que unem a voz falada à voz cantada. Inúmeras vezes tivemos a oportunidade de trocar ideias e tirar dúvidas, sempre visando a aprimorar os nossos conhecimentos. Participantes frequentes dos mais importantes eventos nacionais e internacionais de voz, Maryse e Ruth mantiveram-se atentas às mais recentes descobertas científicas realizadas por renomados médicos, fonoaudiólogos e professores de canto do mundo, enriquecendo, assim, seus conhecimentos, beneficiando aqueles que necessitam de seus cuidados.

Inúmeros foram os contatos com profissionais da voz, como Elisabeth Howard, professora de canto, criadora do método "vocal Power"; Jean Westerman Gregg, presidente da Nats, Associação Americana de Professores de Canto; Marvin Keenze, presidente da Organização de Congressos de Professores de Canto; dentre inúmeros outros.

O conhecimento de novas técnicas somadas à experiência possibilitou a criação de exercícios que visam à produção de um som focado, fortalecendo as pregas vocais, tornando a execução mais eficaz e os resultados mais rápidos. Louvável o altruísmo, repassando estas inovações aos companheiros de profissão.

Sinto-me honrada com a oportunidade de expressar o meu profundo respeito por Maryse Müller e Ruth Bompet.

Vera Maria do Canto e Mello

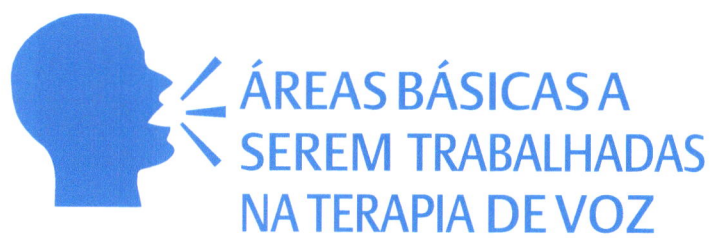
ÁREAS BÁSICAS A SEREM TRABALHADAS NA TERAPIA DE VOZ

- Relaxamento
- Respiração
- Vibração
- Ressonância
- Pressão subglótica
- Articulação
- Vocalização

A sequência, o número de vezes e as prioridades vão depender de cada caso.

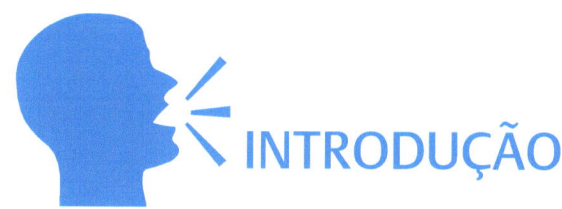

INTRODUÇÃO

Iniciamos a nossa vida profissional em 1973 e desde então nos dedicamos à área de voz. Tivemos, inicialmente, como referência, Pedro Bloch e Edmée Brandi (RJ). Depois vieram Paulo Pontes e Mara Behlau (SP), com o CEV (Centro de Estudos da Voz) e, a partir daí, fomos juntando conhecimentos e o desejo de aprofundar os estudos sobre a voz. Fundamos, com outros colegas, o IEB (Instituto Edmée Brandi –1989), o que possibilitou a realização dos Cursos de Pós-Graduação em Voz Falada, em convênio com a UNESA (Universidade Estácio de Sá – RJ), coordenados pela colega Ligia Marcos. Também fizemos parte da fundação da Sociedade Brasileira de Laringologia e Voz, com Paulo Pontes, Marcos Sarvat, Nédio Steffen e Mara Behlau (1991).

A partir daí, realizamos e participamos de vários congressos nacionais e internacionais de voz falada e cantada, trazendo para o Brasil os maiores expoentes na área de voz. Com o advento da fibra ótica e o trabalho conjunto de médicos otorrinolaringologistas e fonoaudiólogos, avançamos muito nas técnicas de terapia vocal. Também participamos da criação da Sociedade Brasileira de Canto em 1995. Dedicamo-nos não só ao trabalho clínico da voz, mas, também, a transmitir conhecimentos por meio de cursos ministrados juntamente com a colega Irandy Garcia Rosa.

Este manual surgiu da solicitação que sempre faziam os nossos alunos, estagiários e colegas, que buscavam supervisão em voz. Queixavam-se, muitas vezes, de insegurança quanto à organização de uma terapia: que exercício usar, o número de vezes, que frequência de tratamento etc. É claro que sempre os estimulamos a se aprofundarem no estudo da voz, porém a queixa era a falta de material de consulta para diversas técnicas e abordagens terapêuticas, uma vez que, nos livros, são apenas citadas, mas não descritas.

Nasceu, então, a ideia de fazer um manual de sugestões e descrição dos mais diversos tipos de exercícios e técnicas para a terapia de voz falada e cantada. Ressaltamos que não é uma receita, com protocolos rígidos e fechados. Oferece uma variedade de exercícios que deverão ser usados conforme o caso de cada paciente e de sua evolução. Exercícios que normalmente deveriam ser usados no início da terapia podem passar para o meio, conforme as prioridades de cada caso. Muitas vezes, o mesmo exercício pode ser usado com mais de um objetivo, sendo aplicado para diferentes funções.

Quanto maior o conhecimento dos colegas sobre anatomia, fisiologia e patologias vocais, melhor saberão fazer a seleção e condução das técnicas e exercícios na terapia vocal. Insistimos que o nosso objetivo é deixar um pouco da nossa experiência de mais de 40 anos no trabalho com voz, focando nas técnicas e exercícios que se mostraram mais eficazes, além da evolução das terapias que surgiram com os novos estudos após a chegada da fibra ótica, o que propiciou o aprimoramento dos diagnósticos.

A base do nosso trabalho são as técnicas e exercícios citados por Daniel Boone, Edmeé Brandi, Glorinha Beuttenmüller, Janina Kasper, Leslie Piccolotto, Lilian Nunes, Mara Behlau, Silvia Pinho e outros expoentes na área de voz.

Desejamos que possa ser útil aos colegas, que, como nós, amam trabalhar com voz.

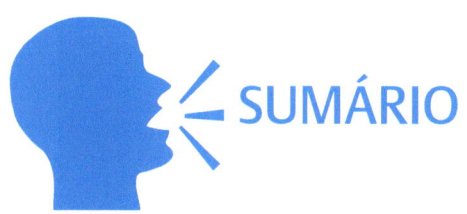

SUMÁRIO

1. **EXERCÍCIOS DE RELAXAMENTO** 1
2. **EXERCÍCIOS DE RESPIRAÇÃO** 3
   Conforto Respiratório – Fonatório 5
   Controle de Saída de Ar 6
3. **EXERCÍCIOS DE ARTICULAÇÃO** 9
   Uso da Rolha Entre Dentes (Técnica de Espaçamento de Oclusão) 9
   Exercícios com Ditongos, Tritongos e Hiatos 11
   O Uso do /S/ 12
   Limpeza dos (Ss) 14
   Articulação – Trava-Língua 15
   Palavras Polissilábicas 19
4. **EXERCÍCIOS DE VIBRAÇÃO DAS PREGAS VOCAIS** 21
   Vibrar a Ponta da Língua Suave, Sem Esforço 21
5. **EXERCÍCIOS DE AUMENTO DO FECHO GLÓTICO** 27
   Técnica do Tubo (Spiess, Sovijärvi, Shuo, Titze, Simberg) 33
   Exercícios do Trato Vocal Semiocluído: Técnica do |b| 35
6. **EXERCÍCIOS DE RESSONÂNCIA** 37
7. **EXERCÍCIOS DE VOCALIZAÇÃO** 43
   Vocalises 43
8. **EXERCÍCIOS DE AQUECIMENTO DA VOZ** 47
   Antes do Uso de Voz Profissional 47
9. **EXERCÍCIOS DE DESAQUECIMENTO VOCAL** 49
   Após o Uso de Voz Profissional 49
10. **SUGESTÕES DE EXERCÍCIOS DE TERAPIA** 51
    Série 1 51
    Série 2 53
    Série 3 55
    Série 4 57
    Série 5 59
    Série 6 61
    Série 7 63
    Série 8 65
    Série 9 68
    Série 10 71
    Série 11 74

    Série 12 77
    Exercícios para Pregas Vocais 79
    Exercícios 92

11 SUGESTÃO DE EXERCÍCIOS PARA DISFAGIA E RONCO – 6 SESSÕES 93
    Sessão 1 93
    Sessão 2 95
    Sessão 3 97
    Sessão 4 99
    Sessão 5 101
    Sessão 6 103

12 VOZ CANTADA: EXERCÍCIOS COM BASE NO LIVRO DE ELISABETH HOWARD "SING! THE VOCAL POWER METHOD" 105
    Exercícios 106
    Ressonância 107
    Exercícios para Obter Intensidade Forte 109
    Resistência 111

BIBLIOGRAFIA 113

Nossa Voz

Manual Prático de Treinamento Vocal

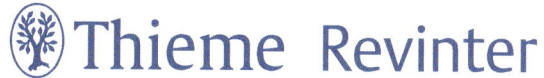

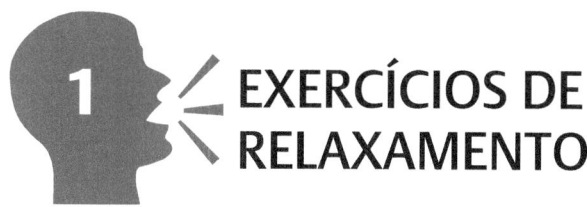

EXERCÍCIOS DE RELAXAMENTO

OBJETIVOS

Relaxar a musculatura do pescoço que participa do processo de fonação.

1. **Massoterapia**
   Massagear com as pontas dos dedos os músculos que participam do processo vocal. Massagear, de baixo para cima, nuca, ombros, pescoço, queixo, orbicular dos lábios, bochechas, articulação temporomandibular, testa, sobrancelhas e retornar fazendo todo o caminho inverso.

2. **Elevar os ombros, soltar 5×**   a) os dois juntos

   Rotação de ombros para frente 5×

   Rotação de ombros para trás 5×   b) um de cada vez

3. **Fazer com a cabeça o movimento para o sim, não é pêndulo.**

4. **Massagem localizada do meio das costas para cima, nuca, ombros, com pequenos toques com o martelinho de borracha com mola.**

5. **Uso de fitas adesivas de Therapy-Tex para relaxar músculos do pescoço e da nuca.**

6. **Relaxamento de mandíbula**
   - Abrir a boca de modo que seu queixo vá para baixo e para trás, não abrir a boca exageradamente ao ponto de provocar um estalo da ATM.
   - Separar os dentes, mantendo os lábios fechados, segurar por 10 segundos e voltar à posição inicial.
   - Repetir o exercício anterior com o movimento mastigatório.

7. **Deslocamento lateral da laringe com os dedos indicador e polegar, suavemente.**

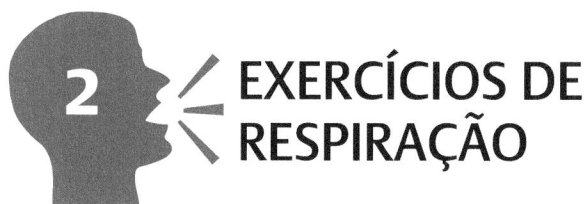

EXERCÍCIOS DE RESPIRAÇÃO

> **OBJETIVOS**
> Instalar, localizar, controlar a saída de ar e aumentar a capacidade respiratória.

1. **Respiração costodiafragmática.**
   a) sopro longo – s_____
   b) sopro interrompido   3×
   c) sopro interrompido   6×   1×
   d) sopro dirigido à mão

2. **Coordenação fonorrespiratória.**
   s_____z_____
   z_____
   z_____z_____z_____
   z___z___z___z___z___z
   d___d___d___d___d___d
   z_____d   1×
   z_____dd
   z_____ddd
   dz____dz_____dz ...
   zd____zd_____zd ...

   F_____v_____
   v_____
   v_____v_____v_____
   v___v___v___v___v___v
   b___b___b___b___b___b   1×
   v_____b
   v_____bb
   v_____bbb
   bv____bv_____bv ...
   vb____vb_____vb ...

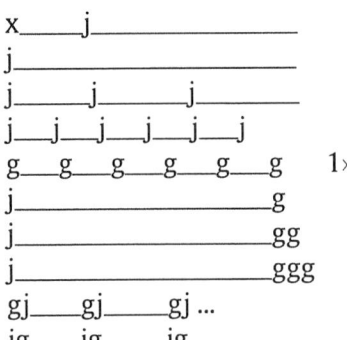

```
x____j_____
j_____
j____j____j_____
j__j__j__j__j__j
g__g__g__g__g__g    1×
j_____g
j_____gg
j_____ggg
gj___gj___gj ...
jg___jg___jg ...
```

CONFORTO RESPIRATÓRIO – FONATÓRIO

1. **Inspiração nasal.**
   - Contagem de números até o limite respirado.
   - Inspirar novamente e iniciar a contagem interrompendo, aleatoriamente, para fazer uma inspiração bucal rápida e curta, sem ruído.

2. **Transferir esse controle para a fala espontânea, inicialmente com frases curtas.**

3. **Repetir com leitura de poemas.**

4. **Após este controle automatizado, perceber a melodia da sua fala usando este mecanismo respiratório.**

5. **Repetir os procedimentos anteriores, porém, já com o uso da respiração nasobucal.**

6. **Controle do diafragma e sua flexibilidade (diafragma alto, diafragma baixo).**
   - Inspiração superior.
   - Reter o ar em 3 tempos.
   - Soltar o ar, soprando, empurrando o diafragma para baixo.

   Repetir a série 5×.

7. **Contrair o diafragma emitindo:**
   SSSSSSSSSS......   10×

8. **Contrair o diafragma emitindo os 3 primeiros fonemas, e, no último, expandir o abdome para fora.**
   SSFFXXPP
   SSFFXXPP
   SSFFXXPP
   SSFFXXPP

9. **Repetir a sequência acrescentando as vogais.**
   SSFFXXPA
   SSFFXXPE

CONTROLE DE SAÍDA DE AR

Ler cada estrofe numa só expiração.

Pelas rosas, pelos lírios,
Pelas abelhas, sinhá,
Pelas notas mais chorosas
Do canto do sabiá,
Pelo cálice de angústias
Da flor do maracujá!__/

Pelo jasmim, pelo goivo,
Pelo agreste manacá,
Pelas gotas de sereno
Nas folhas do gravatá,
Pela coroa de espinhos
Da flor do maracujá!__/

Pelas tranças de mãe-d'água
Que junto da fonte está,
Pelos colibris que brincam
Nas alvas plumas do ubá,
Pelos cravos desenhados
Na flor do maracujá!__/

Pelas azuis borboletas
Que descem do Panamá,
Pelos tesouros ocultos
Nas minas do Sincorá,
Pelas chagas roxeadas
Da flor do maracujá!__/

Pelo mar, pelo deserto,
Pelas montanhas, sinhá!
Pelas florestas imensas,
Que falam de Jeová!
Pela lança ensanguentada
Da flor do maracujá!__/

Por tudo o que o céu revela!
Por tudo o que a terra dá
Eu te juro que minh'alma
De tua alma escrava está!...
Guarda contigo este emblema
Da flor do maracujá!__/

Não se enojem teus ouvidos
De tantas rimas em a
Mas ouve meus juramentos,
Meus cantos ouve, Sinhá!
Te peço pelos mistérios
Da flor do maracujá!__/

Fagundes Varela – A Flor de Maracujá

Ler cada estrofe numa só respiração.

Este é o João.

Esta é a casa do João.

Este é o grão,
Que estava na casa do João.

Este é o rato,
Que comeu o grão,
Que estava na casa do João.

Este é o gato,
Que matou o rato,
Que comeu o grão,
Que estava na casa do João.

Este é o cão,
Que assustou o gato,
Que matou o rato,
Que comeu o grão,
Que estava na casa do João.

Esta é a vaquinha
do chifrinho torto,
Que espantou o cão,
Que assustou o gato
Que matou o rato,
Que comeu o grão,
Que estava na casa do João.

Esta é a moça,
fraquinha e sozinha,
Que ordenhou a vaquinha
do chifrinho torto,
Que espantou o cão,
Que assustou o gato,
Que matou o rato,
Que comeu o grão,
Que estava na casa do João.

Este é o moço,
pobrezinho e magrinho,
Que beijou a moça,
fraquinha e sozinha,
Que ordenhou a vaquinha
do chifrinho torto,
Que espantou o cão,
Que assustou o gato,
Que matou o rato,
Que comeu o grão,
Que estava na casa do João.

Este é o padre
sem barba e bigode,
Que casou o moço,
pobrezinho e magrinho,
Que beijou a moça,
fraquinha e sozinha,
Que ordenhou a vaquinha
do chifrinho torto,
Que espantou o cão,
Que assustou o gato,
Que matou o rato,
Que comeu o grão,
Que estava na casa do João.

Este é o galo,
Que canta e sacode,
Que acorda o padre,
sem barba e bigode,
Que casou o moço,
pobrezinho e magrinho,
Que beijou a moça,
fraquinha e sozinha,
Que ordenhou a vaquinha
do chifrinho torto,
Que espantou o cão,
Que assustou o gato,
Que matou o rato,
Que comeu o grão,
Que estava na casa do João.

Este é o fazendeiro
semeando o grão,
Que guardou o galo,
Que canta e sacode,
Que acorda o padre
sem barba e bigode
Que casou o moço,
pobrezinho e magrinho,
Que beijou a moça,
fraquinha e sozinha,
Que ordenhou a vaquinha
do chifrinho torto,
Que espantou o cão,
Que assustou o gato,
Que matou o rato,
Que comeu o grão,
Que estava na casa do João.

Este é o cavalo,
o cão e a corneta,
Que são do fazendeiro
semeando o grão,
Que guardou o galo,
Que canta e sacode,
Que acorda o padre
sem barba e bigode,
Que casou o moço,
pobrezinho e magrinho,
Que beijou a moça,
fraquinha e sozinha,
Que ordenhou a vaquinha
do chifrinho torto,
Que espantou o cão,
Que assustou o gato,
Que matou o rato,
Que comeu o grão,
Que estava na casa do João.

Casa do João – Deborah Padua
M. Neves

Ler cada bloco numa só expiração.

1. Estava a velha no seu lugar e veio a mosca lhe fazer mal.
   A mosca na velha e a velha a fiar!

2. Estava a mosca no seu lugar e veio a aranha lhe fazer mal.
   A aranha na mosca, a mosca na velha e a velha a fiar!

3. Estava a aranha no seu lugar e veio o rato lhe fazer mal.
   O rato na aranha, a aranha na mosca, a mosca na velha e a velha a fiar!

4. Estava o rato no seu lugar e veio o gato lhe fazer mal.
   O gato no rato, o rato na aranha, a aranha na mosca, a mosca na velha e a velha a fiar!

5. Estava o gato no seu lugar e veio o cachorro lhe fazer mal.
   O cachorro no gato, o gato no rato, o rato na aranha, a aranha na mosca, a mosca na velha e a velha a fiar!

6. Estava o cão no seu lugar e veio o pau lhe fazer mal.
   O pau no cachorro, o cachorro no gato, o gato no rato, o rato na aranha, a aranha na mosca, a mosca na velha e a velha a fiar!

7. Estava o pau no seu lugar e veio o fogo lhe fazer mal.
   O fogo no pau, o pau no cachorro, o cachorro no gato, o gato no rato, o rato na aranha, a aranha na mosca, a mosca na velha e a velha a fiar!

8. Estava o fogo no seu lugar e veio a água lhe fazer mal.
   A água no fogo, o fogo no pau, o pau no cachorro, o cachorro no gato, o gato no rato, o rato na aranha, a aranha na mosca, a mosca na velha e a velha a fiar!

9. Estava a água no seu lugar e veio o boi lhe fazer mal.
   O boi na água, a água no fogo, o fogo no pau, o pau no cachorro, o cachorro no gato, o gato no rato, o rato na aranha, a aranha na mosca, a mosca na velha e a velha a fiar!

10. Estava o boi no seu lugar e veio o homem lhe fazer mal.
    O homem no boi, o boi na água, a água no fogo, o fogo no pau, o pau no cachorro, o cachorro no gato, o gato no rato, o rato na aranha, a aranha na mosca, a mosca na velha e a velha a fiar!

11. Estava o homem no seu lugar e veio a mulher lhe fazer mal.
    A mulher no homem, o homem no boi, o boi na água, a água no fogo, o fogo no pau, o pau no cachorro, o cachorro no gato, o gato no rato, o rato na aranha, a aranha na mosca, a mosca na velha e a velha a fiar!

A Velha a Fiar

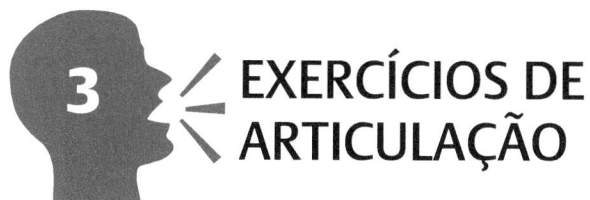

3 EXERCÍCIOS DE ARTICULAÇÃO

OBJETIVOS

Projeção, clareza e liberação da voz, redução do esforço da emissão vocal. Instalar a forma bucal correta das vogais quanto à posição de língua, lábios e abertura de boca.

USO DA ROLHA ENTRE DENTES (TÉCNICA DE ESPAÇAMENTO DE OCLUSÃO)

1. Introduzir um pouco da rolha dentro da cavidade oral, obrigando a língua e os lábios a uma sobrearticulação, sobretudo a língua nos pontos corretos da articulação dos fonemas.

2. Depois de estudar a emissão de cada vogal isolada, passamos a trabalhar a passagem de uma vogal para outra.

u-o	u-e	u-a	u-i	
o-u	o-a	o-e	o-i	
i-u	i-a	i-e	i-o	1×
e-u	e-a	e-o	e-i	
a-u	a-o	a-e	a-i	
a-i-o	a-i-u	ao-ães	-ões	

3. Articular exageradamente abrindo bem a boca.

uoa	aoa	uia	
uoe	aoe	uie	
uoi	aoi	uii	2×
uoo	aoo	uio	
uou	aou	uiu	

4.

muá	nuá	juá	
meu	nue	jue	
mui	nui	jui	2×
muo	nuo	juo	
muu	nuu	juu	

5. Com variação tonal, cantando.

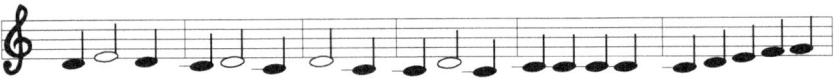

U-O	U-E	U-I	U-A	U-A-I	U-A-I-U	
A-um-o	du-en-de	bu-í-do	lu-a	gu-a-i-ar	u-a-i-u-rus	
Pos-su-o	flu-en-te	cu-í-ca	mu-a	gu-ai-a-pé	u-a-ra-ca-u	
Flu-tu-o	ru-e-la	ju-í-zo	ru-a	gu-ai-a-u	u-a-u-a-çu	
Re-cu-o	pu-e-ra	pu-í-do	su-a	pa-ra-gua-io	u-a-ra-cau-á	1×
Un-tu-o	mu-e-la	Su-í-ça	cru-a	Gu-ai-a-quis	u-a-ca-rau-ás	
Je-ju-o	cu-e-ra	ru-í-na	tu-a	Gu-ai-a-cá	u-a-na-na-us	
Obs-tru-o	bru-e-ga	tu-í-ra	pu-a	Gu-ai-a-nás	u-i-ra-pu-ru	

EXERCÍCIOS COM DITONGOS, TRITONGOS E HIATOS

(Trabalha-se exagerando bem a articulação)

Ler soletrando cada vogal antes de juntá-las em palavras.

/AI/ A gaita do pai de Adelaide está embaixo da caixa.
/AI/ A faina de debulhar paina dá câimbras.
/EU/ O apedeuta plebeu leu com fleuma no Ateneu.
/ÉU/ Leléu fez um escarcéu por causa do chapéu do réu.
/IU/ Titio viu quem caiu, riu e fugiu.
/OI/ O doido afoito comeu de noite dezoito biscoitos.
/OU/ O roubo do tesouro numa trouxa de couro.
/UI/ Fui colher flores ruivas e azuis nos pauis.
/ÃE/ Os cães da mãe dos capitães levam-lhe pães.
/ÃO/ O cristão leva no gibão lição e pão.
/ÕE/ Põe os botões nos cordões sobre os corações.
/UI/ As fuinhas são ruins e causam muito prejuízo.
/EM/ Ninguém vem a Belém sem vintém.
/UA/ Quatro guardas esquálidos aguardavam a esquadra.
/UO/ O *quorum* pagará uma quota quotidiana.
/UÔ/ O contínuo do Frutuoso é impetuoso.
/UA/ Enquanto os guanaeás guampeiam, os guanais comem guandos.
/EU/ O delinquente aguentará dois quinquênios sequentes.
/UÉ/ O sequestro de uma sequela de rastaqueras.
/IA/ O pária não vê as glórias da pátria.
/AIA/ A aia foi à praia buscar as alfaias da catraia.
/AIE/ As taieiras praieiras dos balaieiros.
/AIO/ O lucaio no cavalo baio leva o balaio de paio.
/AIU/ O aiurujuba gritou aiuá e aiuê quando viu a aiuara.
/EIO/ Creio que é feio o bloqueio do meio alheio.
/OEI/ O nevoeiro traiçoeiro permitiu a ladroeira.
/OIA/ Arariboia viu a jiboia que boiava na pitimboia.
/OIO/ Do comboio ouço o aboio do boiadeiro saloio.

O USO DO /S/

As rosas cheirosas dos jardins são bonitas.
Os funcionários das empresas aéreas estão em greve.
As portas abertas são convites para as pessoas entrarem.
Os carros novos são mais possantes e caros.
Gostamos de comer batatas fritas nos jantares festivos.
As pegadas dos ursos eram visíveis nas florestas.
Os ativos financeiros sofreram baixas nas bolsas brasileiras.
As meninas alegres correm ligeiras nos recreios das escolas.
Os executivos paulistas são sérios, empreendedores e criativos.
Os produtos populares são os mais vendidos nos mercados.
As artes são apreciadas em diversos museus de vários países.
Os caroços das azeitonas são duros e causam prejuízos aos dentes.
As praias ficam lotadas em dias ensolarados e feriados.
Os pescadores pescam peixes nos rios brasileiros.
Os arbustos espalham-se nas encostas escuras.
Os corretores são bons vendedores de seguros.
Gosto do rosto e da testa do Gustavo.
A pasta de plástico está gasta.
A lista dos lápis está riscada.
Gastei muitos dólares na festa do Estado.
O astro do estádio é esportista.
O alpinista escorregou da estante.
Resta apenas uma estátua histórica.
Os meninos pescam peixes nos rios.
Esther descobriu que é grande estadista.
Degustei mariscos frescos no restaurante.
A pista escorregadia causou transtornos desastrosos.
A voz do estudante de gastronomia é esquisita.
O pastor escreveu um texto estranho.
A costa do Espírito Santo é extensa.
A vista da Escócia é deslumbrante.
O esquimó espirrou na mosca do pastel.

Gaspar assistiu ao desfile escondido atrás do espelho.
O pescoço de Cosme está cheio de caspa.
O turista escorregou da esteira na esquina.
Comi biscoitos de damasco com castanha.
Os estudantes esqueceram de estudar a proposta.
Os arbustos espalham-se nas encostas escuras.
O mosquito esperto picou o banhista esnobe.

LIMPEZA DOS (SS)

SOU PIRES DA COSTA PAIO
NATURAL DE PAIO PIRES
SOU FILHO DE PIRES PAIO
BATIZADO EM PAIO PIRES

MEUS TIOS ERAM OS COSTAS
MINHA TIA A COSTA PIRES
MEU PRIMO PIRES COM COSTA
E A PRIMA COSTA SEM PIRES

ÀS VEZES EM PAIO PIRES
SE O PIRES QUER COMER PAIO
E O PAIO QUER O PIRES
LÁ FICA O PIRES SEM PAIO
E O POBRE PAIO SEM PIRES

QUE PARA O PIRES TER O PAIO
E PARA O PAIO HAVER O PIRES
E MISTER QUE O PIRES PAIO
DÊ O PAIO AO POBRE PIRES
DANDO O PIRES O TAL PAIO

DE FORMA QUE O PIRES COSTA
EM QUESTÕES COM OS PAIO PIRES
POR CAUSA DOS PAIO COSTA
JÁ TEM PARTIDO PIRES
E ATÉ PARTIDO COSTAS

E É POR ISSO QUE EU SOU PAIO
E É POR ISSO QUE EU SOU PIRES
TAMBÉM SOU COSTA PIRES
NATURAL DE PAIO PIRES
SOU PIRES DA COSTA PAIO

ARTICULAÇÃO – TRAVA-LÍNGUA

Ler sem tropeçar nas sílabas.

Sabendo o que sei
E sabendo o que sabes
E o que não sabes
E o que não sabemos,
Ambos saberemos
Se somos sábios, sabidos
Ou simplesmente saberemos
Se somos sabedores.

É crocogrilo? É cocodrilo?
É cocrodilo? É cocodilho?
É corcodilho? É crocrodilo?
É crocodilho? É corcrodilo?
É cocordilo? É jacaré?
Será que ninguém acerta
O nome do crocodilo mané?

Maria-mole é molenga.
Se não é molenga,
não é maria-mole.
É coisa malemolente,
nem mala, nem mola,
nem maria, nem mole.

Pedro tem o peito preto.
O peito de Pedro é preto.
Se o peito de Pedro é preto,
o peito do pé de Pedro é preto?

A lontra prendeu a
tromba do monstro de pedra
e a prenda de prata
de Pedro, o pedreiro.

Disseram que na minha rua
tem paralelepípedo feito
de paralelogramos.
Seis paralelogramos
tem um paralelepípedo.
Mil paralelepípedos
tem uma paralelepipedovia.
Uma paralelepipedovia
tem mil paralelogramos.
Então uma paralelepipedovia
é uma paralelogramolândia?

Um ninho de mafagafas
tinha seis mafagafinhos.
Tinha também magafaças,
maçagafas, maçafinhos,
mafafagos, magaçafas,
maçafagas, magafinhos.
Isso além dos magafafos
e dos magafagafinhos.

Mefistófeles felestofisme
fez com que tomelesfisse os
lesfemefistos e os
fisfemetoles com os
femetofisles e os tolesmefifes.
Foi daí que nasceu um
metofisfeles felestofismezinho.

Um grego é gago,
outro grogue é gagá.
Tem um grego gagá
e um grogue gago.
Tem também
um grego grogue
e um gago gagá.

O desinquivincavacador
das caravelarias
desinquivincavacaria
as cavidades
que deveriam ser
desinquivincavacadas.

Se a aranha arranha a rã,
se a rã arranha a aranha,
como a aranha arranha a rã?
Como a rã arranha a aranha?

Não confunda
ornitorrinco com
otorrinolaringologista,
ornitorrinco com ornitologista,
ornitologista com
otorrinolaringologista,
porque ornitorrinco
é ornitorrinco,
ornitologista é ornitologista
e otorrinolaringologista é
otorrinolaringologista.

Olha o sapo dentro do saco
O saco com o sapo dentro
O sapo batendo papo
E o papo soltando vento

O doce perguntou pro doce
Qual é o doce mais doce
Que o doce de batata-doce
O doce respondeu pro doce
Que o doce mais doce
Que o doce de batata-doce
É o doce de doce de batata-doce

O Padre Pedro
Possui prato de prata polida
O prato de prata pede polida
Ao Padre Pedro

Sabiá sabe sambar
Na bossa do samba é bamba
Sabiá no sebo samba
Samba sambão sabiá

Na parede sobra uma sombra
Na rede uma sombra sobra
Sobre o quadro sobra uma sombra
Uma sombra sobre a pedra sobra
Quatro sombras sobram
E sombra que sobra
É sombra assombrada

A sábia não sabia
Que o sábio sabia que o sabiá sabia
Que o sábio não sabia que o sabiá
não sabia
Que a sábia não sabia
Que o sabiá sabia assobiar

Num ninho de maçarico
Três maçaricozinhos há
Quem os desmaçariquizar
Bom desmaçariquizador será

Lá em cima daquele morro
Mora a aranha, mora a arara
Tanto a arara arranha a aranha
Quanto a aranha arranha a arara

O franco fraco grato gato preto
Agradece em pranto o prato de prata
Repleto de frango perto da porta.

O sol secando a saia de seda na
cerca da sacada enquanto o circo
docemente logo cedo circula na
cidade.

A paca não tem capa.
A cama não é maca.
A pata não dá tapa.
A bata está na taba.
Nem a paca é pacata.
Nem a pata é tapada.
Pata não usa bata.
E paca não vai à taba.

O rato da Rita roeu a roupa da Rute.
O rato da Rute roeu a rede da Rita.
O rei riu.
O irritado rato da Rita foi ao rio.
O rude rato da Rute foi ao rei.

Sete surdos seguem os mudos.
Sete mudos seguem os cegos.
Sete cegos seguem os magos.
Sete magos seguem os sábios.

O fraco briga com o bruto!?
O bruto fica com a fruta.
O bruto briga com o fraco!?
O fraco fica com a pedra.
Uma pedrada do bravo fraco na
fruteira do bruto!?
A briga não será breve...

O trigésimo trigueiro tigre come fruta,
truta e trufa.
O ogro magro com o sogro bravo
também.
Nada no prato sobra no estranho
trem.

Esta casa é ladrilhada.
Quem a desenladrilhará?
O desenladrilhador
que a desenladrilhará
Bom desenladrilhador será.

Num ninho de maçarico
Três maçaricozinhos há.
Quem os desmaçariquizar
Bom desmaçariquizador será.

Franco grade-tranco prado
Frevo grilo trevo trilo
Grita trapo frita prato
Brama traga trama praga.

Granja graça franja traça
Crassa frase traço crase
Breque frio crepe brio
Gripa tranca tripa branca.

Prosa grega grosa prega
Grava brava trava crava
Briga trote triga brote
Breve grito greve brito

Trigo cravo brigo travo
Tralha bromo gralha cromo
Bruto drama truta trama
Trova grota prova brota

Bleso flana clave flauta
Flava glande plebe clube
Floco pleura bloco pluma
Pleno flama clara glena.

Bloco claro flora flor
Claque flame blusa flã
Floco flete plano clã

O sultão de Constantinopla
se desconstantinopolitanizou
se ele não se
desconstantinopolitanizasse
quem o desconstantinopolitanizaria?

Brota grama crema trota
Creme trama prado treme
Brade gruta prega grade
Crise fruta prata frise.

Crença brilha brida trilha
Frange grêmio trova prêmio
Frente grampo crise pranto
Croque breque draga troque.

Blinda placa claque rádio
Clama gluma clima plana
Flébil plasma flora gleba
Placa clero flanco pleito.

Crio priva trio cria
Praça graça braça traça
Crente crisma frente prisma
Brinco fraque trinco craque.

Troca brilho broca trilho
Tremo cromo dreno trono
Grossa crasso troça braço
Frota breve trota greve.

Triste trolha atrapalham
De trepar tanta trapeira
Consertar tanto telhado
Estragar tanta goteira.

Travo a greve aprovo a trova
Trela trago próprio treino
Prove Flávio flavo bravo.

PALAVRAS POLISSILÁBICAS

Comprometimento
Oportunidade
Funcionários
Corretores
Superintendente
Expectativas
Crescimento
Problemático
Complementação
Particularidade
Receptividade
Oportunamente
Categorização
Possibilidade
Empreendimento
Sazonalidade
Aceleração
Patrimonial
Conhecimento
Aprendizado
Participação
Fundamentalmente
Credibilidade
Organização
Indefinidamente
Perceptivamente

Principalmente
Regularmente
Lucratividade
Procedimento
Seguridade
Improvisação
Personalizado
Individualizado
Momentaneamente
Temporariamente
Monumental
Apresentação
Exponencial
Automaticamente
Tradicionalmente
Confortavelmente
Especialmente
Instabilidade
Capitalização
Empresariado
Improbidade
Dificuldade
Regularização
Meritocracia
Indenização
Corporativismo

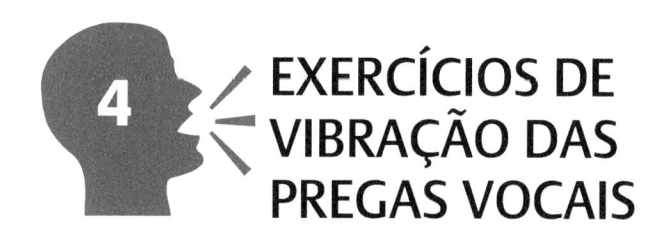

4 EXERCÍCIOS DE VIBRAÇÃO DAS PREGAS VOCAIS

> **OBJETIVOS**
> Aumentar a vascularização das pregas vocais, melhorar o movimento ondulatório da mucosa.

VIBRAR A PONTA DA LÍNGUA SUAVE, SEM ESFORÇO

1. **trrr... (curto)**   10×
   trr...a
   trr...e
   trr...i   3×
   trr...o
   trr...u
   trrr... ∫∩∩∩ (modulando)

2. **brrr... (curto)**   10×
   brr...a
   brr...e
   brr...i   3×
   brr...o
   brr...u
   brrr... ∫∩∩∩ (modulando)

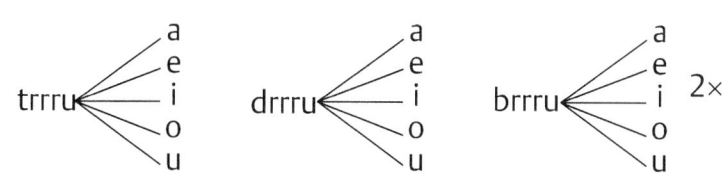

3. trrru ← a/e/i/o/u   drrru ← a/e/i/o/u   brrru ← a/e/i/o/u   2×

4. **Com movimento lateral de cabeça.**
   trr | trr | trr...
   brr | brr | brr...   1×

5. 🔔 **Imitando um sino.**

brãm	drãm	
brem	drem	
brim	drim	2×
brom	drom	
brum	drum	

6. trrr...ã   5× (boca aberta)
   trrr...1   5× (lábios fechados)

7. pra – tra – cra
   pre – tre – cre
   pri – tri – cri   2×
   pro – tro – cro
   pru – tru – cru

8. mará
   meré
   mirí   3×
   moró
   murú

9. Vibrar os lábios, modulando.
   rrr ⌒⌒⌒   3×

   Vibrar a língua movimentando os lábios (suavemente).
   rrr ⌒⌒⌒   3×

10.

cras	gras	
cres	gres	
cris	gris	2×
cros	gros	
crus	grus	

11. bra – dra – gra
   bre – dre – gre
   bri – dri – gri   2×
   bro – dro – gro
   bru – dru – gru

12. arará
ereré
iriri 3×
ororó
ururú

13. maranaranhará
merenerenheré
mirinirinhirí 1×
moronoronhoró
murunurunhurú

14. ruãm – ruẽm – ruĩm – ruõm – ruũm 3×

15. vvvrrra
vvvrrre
vvvrrri 3×
vvvrrro
vvvrrru

16. zzzrrra
zzzrrre
zzzrrri 3×
zzzrrro
zzzrrru

17. jjjrrra
jjjrrre
jjjrrri 3×
jjjrrro
jjjrrru

18. bramdramgram
bremdremgrem
brimdrimgrim 1×
bromdromgrom
brumdrumgrum

19. cruá   gruá
     crué   grué
     cruí   gruí   2×
     cruó   gruó
     cruú   gruú

20. vvzzjjbram
     vvzzjjbrem
     vvzzjjbrim   2×
     vvzzjjbrom
     vvzzjjbrum

21. Girando a cabeça lateralmente.
     trr...   drr...   brr...   (sem vogal)
     trr...   drr...   brr...   (com vogal)

22. Vibração com variação tonal.
     trrr... ↗   drrr... ↗   brrr... ↗   (sem vogal)   3× cada
     trrr... ↗   drrr... ↗   brrr... ↗   (com vogais)   3× cada

23. Mesma sequência, subindo e descendo a escala, variando 5 (cinco) notas de extensão. Para a voz cantada aumentar a extensão.

24. Cantar músicas infantis com:
     trr... trr... trr...
     brr... brr... brr...   1×
     grr... grr... grr...

25. curam   guram
     curem   gurem
     curim   gurim   2×
     curom   gurom
     curum   gurum

26. Subindo e descendo 5 notas, emissão cortada.

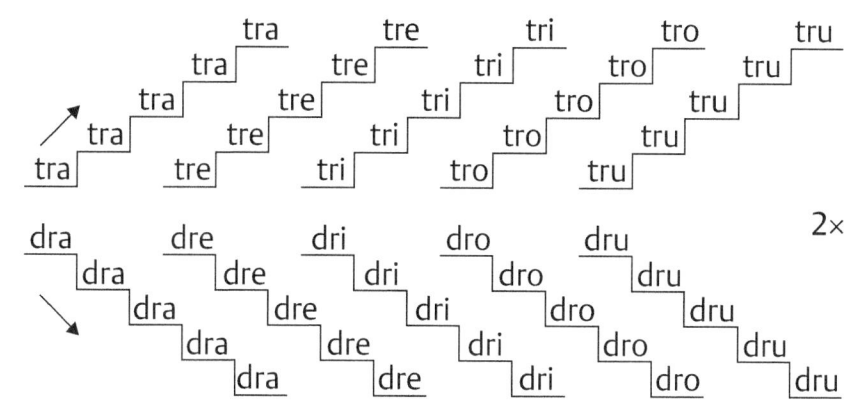

```
                    tra      tre      tri      tro      tru
                tra      tre      tri      tro      tru
            tra      tre      tri      tro      tru
    ↗   tra      tre      tri      tro      tru
    tra      tre      tri      tro      tru

    dra      dre      dri      dro      dru                2×
        dra      dre      dri      dro      dru
    ↘       dra      dre      dri      dro      dru
                dra      dre      dri      dro      dru
                    dra      dre      dri      dro      dru
```

Obs.: Repetir o mesmo exercício com os sons ligados.

EXERCÍCIOS DE AUMENTO DO FECHO GLÓTICO

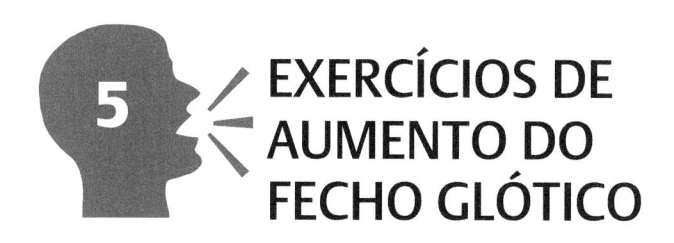

OBJETIVOS

Firmeza glótica, deslocamento, posicionamento do fecho glótico.

1. **Comprimindo as mãos.**
   Números de 1 a 10   1×
   Alfabeto

2. **PPPPP... PÔU!!! (Bomba explodindo)** (5×)

3. **Comprimindo as mãos.**
   MA – ME – MI – MO – MU
   PA – PE – PI – PO – PU   2×
   BA – BE – BI – BO – BU

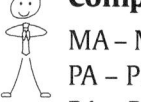

---

1. **Soquinho comprimindo as mãos.**

2. **Soquinhos suaves com o abdome para fora.**

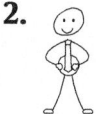

3. **Soquinhos suaves com as mãos fechadas para baixo.**

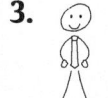

- Em casos de paralisia de PV, virar a cabeça para o lado paralisado.
- Em casos de paresia de PV, virar a cabeça para o lado oposto da paresia.
- Para aumento de tônus e firmeza glótica, cabeça reta para frente.

Soquinhos suaves com o abdome para fora (por sílaba).

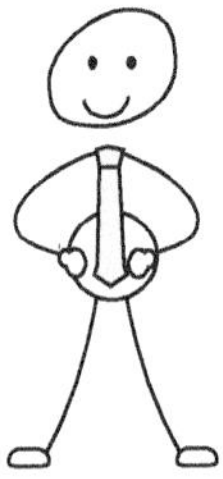

4. OI – EI – UI – AI   3×

5. PA – PA – PA – PA
PE – PE – PE – PE
PI – PI – PI – PI   3×
PO – PO – PO – PO
PU – PU – PU – PU

6. UM ← MA / ME / MI / MO / MU   UM ← PA / PE / PI / PO / PU   UM ← BA / BE / BI / BO / BU   1×

7. PA ← A / E / I / O / U ___   PI ← A / E / I / O / U ___   PU ← A / E / I / O / U ___   1×

8. Emissão forte na última vogal.
a _____ A
e _____ E
i _____ I   3×
o _____ O
u _____ U

9. Emissão forte na sílaba.
a _____ KA
e _____ KE
i _____ KI   3×
o _____ KO
u _____ KU

10. Risada da bruxa (*staccato*) (cortado).

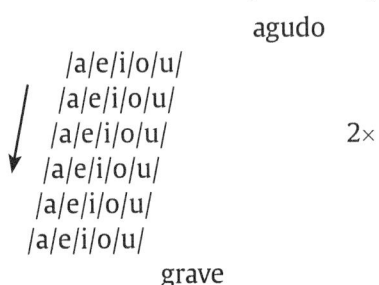

agudo
/a/e/i/o/u/
/a/e/i/o/u/
/a/e/i/o/u/   2×
/a/e/i/o/u/
/a/e/i/o/u/
/a/e/i/o/u/
grave

EXERCÍCIOS DE AUMENTO DO FECHO GLÓTICO

11. Soquinhos suaves por sílaba.

BA – DA – GA
BE – DE – GUE
BI – DI – GUI   2×
BO – DO – GO
BU – DU – GU

12. Soquinhos suaves na sílaba tônica.

mais – maíz – maio – maiô
pais – país – paio – Paul
sais – saís – saio – Saul
raia – raiz – raio – Raul   1×
joia – juiz – joio – jaú
baia – baía – baio – baú
caia – caía – caio – cai
lua – luar – laia – Laís

13. Cantar músicas infantis com soquinhos suaves por sílaba.

Atirei o pau no gato..., A canoa virou..., Ciranda cirandinha... etc.

14. Soquinhos suaves por sílaba.

PA – TA – KA
PE – TE – KE
PI – TI – KI   2×
PO – TO – KO
PU – TU – KU

15. Soquinhos suaves na silaba tônica.

ata – anta – eito – oito – útil
asa – êzul – Isa – onze – uso
alho – ilha – ólho – ôlho – hulha
arre – érre – êrro – irra – hurra
ama – eme – imo – homo – ume
ano – ene – hino – ônus – uno

16. Emissão forte na última sílaba.

pa – KÁ   ba – GÁ
pe – KÉ   be – GUÉ
pi – KÍ   bi – GUÍ   2×
po – KÓ   bo – GÓ
pu – KÚ   bu – GÚ

17. Sobe em *staccato* e desce longo.

/a/   a) agudo
/a/
/a/   l e l i l o l u l
/a/   repetir com todas as vogais   2×
/a/
/a/   grave

18. Soquinho suave na última sílaba.

ba – DÁ   pa – TÁ
be – DÉ   pe – TÉ
bi – DÍ   pi – TÍ   2×
bo – DÓ   po – TÓ
bu – DÚ   pu – TÚ

19. Soquinho suave na sílaba tônica.

água – égua – íngua – ógo – ogum
acha – eixo – incha – ichó – oxum
aipo – ôpa – upa – ipê – aipim   1×
efe – hífen – ufa – efó – afã
unha – inho – enho – anhá – unhão

20. Vocalises em *staccato*.

3× em cada nota de dó3 a sol

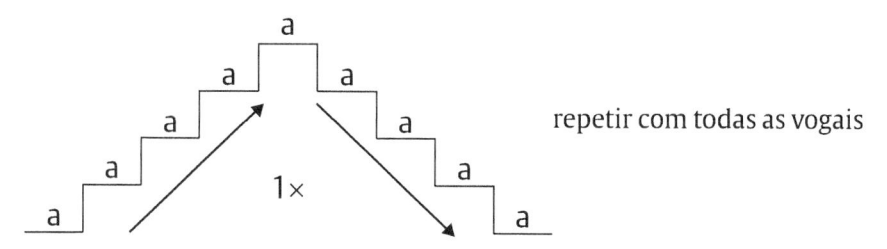

```
          a
       a     a
     a         a
   a             a
 a                 a
        1×
```

repetir com todas as vogais

21. Soquinho suave por sílaba.

da-ta	ja-cás	ra-ja-da
fa-da	ca-rás	sa-la-da
ga-ta	as-saz	ra-ma-da
ja-ca	ra-paz	fa-na-da
la-pa	ca-paz	ta-pa-da
ma-la	a-rar	va-ra-da
na-da	ar-car	pas-sa-da

1×

22. Contrair o diafragma emitindo.

S...S...S...S...S...   10×

23. Contrair o diafragma emitindo os 3 primeiros fonemas e, no último, expandir o abdome para fora.

SS FF XX PA
SS FF XX PE
SS FF XX PI   3×
SS FF XX PO
SS FF XX PU

24. Soquinho suave na sílaba tônica.

Ava – Eva – Ivo – óva – ôvo – uva
aca – éco – ico – óca – ôco – uca
ala – élo – êle – hilo – óla – Ula

25. **Emissão cortada e, em seguida, sustentar a emissão longa.**

KA-KA-A_____
KE-KE-E_____
KI-KI-I_____   2
KO-KO-O_____
KU-KU-U_____

TÉCNICA DO TUBO (Spiess, Sovijärvi, Shuo, Titze, Simberg)

> **OBJETIVOS**
> Reduzir lesões, fortalecer a musculatura laríngea, aumentar a resistência vocal, melhorar o controle respiratório e a ressonância, e expandir o trato vocal.

1. **Inspiração nasal: sopro no tubo em uma garrafa de 500 mL com a metade de água.**
   - Tubos finlandeses
     - Tubo rígido na água – vidro
     - Tubos flexíveis na água – silicone
   - Especificações:
     - Comprimento – crianças 24-25 cm
       adultos 26-28 cm
     - Ponta do tubo até 1 a 2 cm na água
     - Emissão prolongada confortável: 2 cm na água
     - Primeiras duas semanas: 1 min, 10 vezes
     - Semanas seguintes: 4 a 5 min, 6 vezes ao dia

2. **Behlau, Madazio – Tubo flexível na água.**
   - 500 mL de água corrente na garrafa PET
   - Tubo imerso de 2 a 3 cm de água
   - Tubo levemente preso entre lábios
   - Produzir som sustentando, neutro com borbulhas na água
   - Repetir emissão por 1 min – chegar a 3 min
   - Não inflar as bochechas
   - Manter respiração nasal
   - Variar profundidade do tubo para mudar sensações

3. **Fazer as escalas e cantar músicas.**
   - Vocalizar após concluir a série do tubo
   - Procurar ajuste para emissão natural

4. **Tubo rígido no ar.**
   - Manter postura ereta
   - Manter tubo preso entre lábios
   - Produzir som sustentado, neutro
   - Evitar inflar bochechas
   - Começar com 1 min
   - Aumentar progressivamente até 3 min
   - Após terminar a série, manter ajuste com lábios em bico – exercícios de lábios sonorizados, emissão longa 3×

5. **Emitir vogais abertas moduladas.**

6. **Passar para palavras e frases com sons nasais e fricativos.**
   - Buscar ajuste na fala natural

7. **Emitir soprando a vogal |u|, passar para o |ô|.**

8. **Emitir som prolongado usando jjjiiibbbiii, jjjobbbo, jjjubbbu. Nas primeiras semanas, de 10 a 12 vezes ao dia, com duração de 1 min cada. Nas semanas seguintes, 5 a 6 vezes ao dia, com duração de 4 a 5 min cada.**

9. **Repetir os exercícios soprando sem o tubo.**

10. **Repetir os exercícios modulando a voz.**

EXERCÍCIOS DO TRATO VOCAL SEMIOCLUÍDO: TÉCNICA DO |B|

> **OBJETIVOS**
> Aliviar a constrição supraglótica, aumentar a interação fonte/filtro, promover um fecho glótico eficiente.

1. **Ocluir os lábios com o dedo indicador, reter o ar, e, com pressão, emitir os sons.**
   |b| |b| |b| 10×

2. **Repetir com as vogais.**
   |b|...a
   |b|...e
   |b|...i   3×
   |b|...o
   |b|...u

3.
   - Mãos sobre boca e nariz
   - Firmeza glótica
   - Emissão de m...u...a e outras vogais
   - Abrindo as mãos lentamente   2×
   - Direcionando a voz para o ambiente
   - Mão ocluindo quase toda saída de som
   - Emissão de som difuso

4. **Após emissão do |b| vogal descendente.**
   |bla⤵ |ble⤵ |bli⤵ |blo⤵ |blu⤵   2×

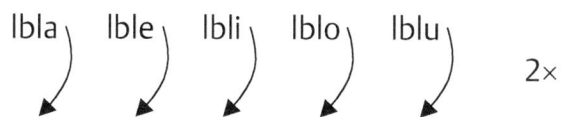

6 EXERCÍCIOS DE RESSONÂNCIA

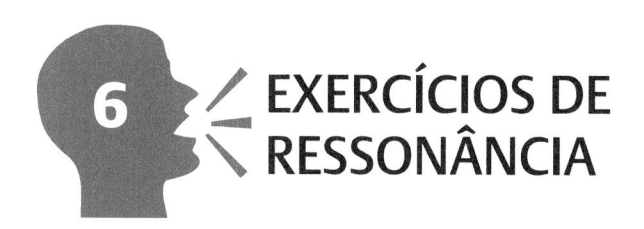

> **OBJETIVOS**
>
> Transformar o tom fundamental em suas melhores configurações do trato vocal, fonação-emissão

1. **Mastigando, som no nariz, até acabar o ar.**

    mmma
    mmme
    mmmi   2×
    mmmo
    mmmu

2. **Mantra, som no nariz, sons ligados.**

    |uôm| 10×

3. sam – sem – sim – som – sum
    zam – zem – zim – zom – zum   2×
    vam – vem – vim – vom – vum
    jam – jem – jim – jom – jum

4. **Mastigando até acabar o ar.**
    - Manhã – inhame   1×
    - Nhõim – nheim

5. zuam – zuem – zuim – zuom – zuum
    vuam – vuem – vuim – vuom – vuum   2×
    juam – juem – juim – juom – juum
    suam – suem – suim – suom – suum

6. Oral × nasal

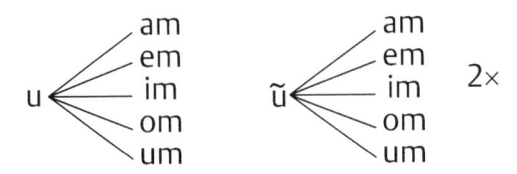

u → am, em, im, om, um

ũ → am, em, im, om, um   2×

7.
sum – sum – sum
zum – zum – zum
xum – xum – xum   1×
jum – jum – jum
fum – fum – fum
vum – vum – vum

8. Mastigando, sons encadeados.

| vão | lão | cão | mão |
| zão | dão | são | gão | 2×
| jão | tão | pão | cão |
| bão | fão | xão | não |

9. Cantando, suave, mesmo tom.

mi – me – ma   ni – ne – na   nhi – nhe – nha
mi – me – me   ni – ne – ne   nhi – nhe – nhe
mi – me – mi   ni – ne – ni   nhi – nhe – nhi   1×
mi – me – mo   ni – ne – no   nhi – nhe – nho
mi – me – mu   ni – ne – nu   nhi – nhe – nhu

10. Palavras nasais encadeadas.
- mão mão mão...
- mamão mamão mamão...
- melão melão melão...   1×
- papão papão papão...
- balão balão balão...

11. Rápido e curto até acabar o ar.
- mamamamamá...
- mamá-mamá...   1×
- mamamá-mamamá...

Repetir a cada semana com uma vogal.

12. Imitando um sino.

bãm   dãm
bem   dem
bim   dim   2×
bom   dom
bum   dum

13. Começa e termina no nariz.

UM > U > Ô > U > Ô > U > Ô > U > UM
UM > Ô > Ó > Ô > Ó > Ô > Ó > Ô > UM
UM > Ó > A > Ó > A > Ó > A > Ó > UM
UM > A > Ô > A > Ô > A > Ô > A > UM
UM > A > U > A > U > A > U > A > UM

14. Alternância nasal × oral.

Ũ > mu > Ũ > mu > Ũ > mu > Ũ > mu > Ũ
Ũ > mi > Ũ > mi > Ũ > mi > Ũ > mi > Ũ
Ũ > mê > Ũ > mê > Ũ > mê > Ũ > mê > Ũ
Ũ > mô > Ũ > mô > Ũ > mô > Ũ > mô > Ũ
Ũ > mó > Ũ > mó > Ũ > mó > Ũ > mó > Ũ
Ũ > ma > Ũ > ma > Ũ > ma > Ũ > ma > Ũ

15.

UM > I > Ê > I > Ê > I > Ê > I > UM
UM > Ê > É > Ê > É > Ê > É > Ê > UM
UM > A > É > A > É > A > É > A > UM
UM > A > Ê > A > Ê > A > Ê > A > UM
UM > A > I > A > I > A > I > A > UM

16.

UM > MU > UM > NU > UM > NHU > UM
UM > MI > UM > NI > UM > NHI > UM
UM > MÊ > UM > NÊ > UM > NHÊ > UM
UM > MÔ > UM > NÔ > UM > NHÔ > UM
UM > MÓ > UM > NÓ > UM > NHÓ > UM
UM > MA > UM > NA > UM > NHA > UM

17.

MU	>	MI	>	U	>	I	>	U	>	UM
MU	>	I	>	U	>	I	>	U	>	UM
MU	>	MI	>	MÊ	>	I	>	Ê	>	UM
MU	>	I	>	Ê	>	I	>	Ê	>	UM
MU	>	MÔ	>	MÓ	>	Ô	>	Ó	>	UM
MU	>	Ô	>	Ó	>	Ô	>	Ó	>	UM
MU	>	MÓ	>	MA	>	Ó	>	A	>	UM
MU	>	Ó	>	A	>	Ó	>	A	>	UM

18.

MU	>	MI	>	MÔ	>	I	>	Ô	>	UM
MU	>	I	>	Ô	>	I	>	Ô	>	UM
MU	>	MI	>	MA	>	I	>	A	>	UM
MU	>	I	>	A	>	I	>	A	>	UM
MU	>	MI	>	MÊ	>	MÔ	>	MU	>	UM
MU	>	I	>	Ê	>	Ô	>	U	>	UM
MU	>	MI	>	MÓ	>	MA	>	MU	>	UM
MU	>	I	>	Ó	>	A	>	U	>	UM

19. |m| mastiga – |ũ| som nasal; ressonância encadeada.

s	>	ũ	>	m	>	s	>	ũ	>	m	>	s	>	ũ	>	m
f	>	ũ	>	m	>	f	>	ũ	>	m	>	f	>	ũ	>	m
x	>	ũ	>	m	>	x	>	ũ	>	m	>	x	>	ũ	>	m

s	>	ũ	>	m	>	s	>	ũ	>	m	>	s	>	ũ	>	m
s	>	ũ	>	m	>	s	>	ũ	>	m	>	s	>	ũ	>	m
f	>	ũ	>	m	>	f	>	ũ	>	m	>	f	>	ũ	>	m

20.

f	>	ũ	>	m	>	x	>	ũ	>	m	>	x	>	ũ	>	m
s	>	ũ	>	m	>	x	>	ũ	>	m	>	f	>	ũ	>	m
x	>	ũ	>	m	>	s	>	ũ	>	m	>	f	>	ũ	>	m

p	>	ũ	>	m	>	p	>	ũ	>	m	>	p	>	ũ	>	m

t	>	ũ	>	m	>	t	>	ũ	>	m	>	t	>	ũ	>	m
k	>	ũ	>	m	>	k	>	ũ	>	m	>	k	>	ũ	>	m

21.

s	>	ũ	>	m	>	t	>	ũ	>	m	>	k	>	ũ	>	m
s	>	ũ	>	m	>	p	>	ũ	>	m	>	f	>	ũ	>	m
t	>	ũ	>	m	>	f	>	ũ	>	m	>	s	>	ũ	>	m
x	>	ũ	>	m	>	f	>	ũ	>	m	>	p	>	ũ	>	m
x	>	ũ	>	m	>	t	>	ũ	>	m	>	f	>	ũ	>	m
k	>	ũ	>	m	>	f	>	ũ	>	m	>	x	>	ũ	>	m
s	>	ũ	>	m	>	x	>	ũ	>	m	>	t	>	ũ	>	m
s	>	ũ	>	m	>	k	>	ũ	>	m	>	x	>	ũ	>	m
p	>	ũ	>	m	>	x	>	ũ	>	m	>	s	>	ũ	>	m

22.

p	>	ũ	>	m	>	t	>	ũ	>	m	>	k	>	ũ	>	m
k	>	ũ	>	m	>	t	>	ũ	>	m	>	p	>	ũ	>	m
t	>	ũ	>	m	>	p	>	ũ	>	m	>	k	>	ũ	>	m
t	>	ũ	>	m	>	k	>	ũ	>	m	>	p	>	ũ	>	m
p	>	ũ	>	m	>	k	>	ũ	>	m	>	t	>	ũ	>	m
k	>	ũ	>	m	>	p	>	ũ	>	m	>	t	>	ũ	>	m

23. Começa e termina no nariz.

(ũ) mi .... mi .... mi .... ũ
(ũ) bi .... bi .... bi .... ũ
(ũ) pi .... pi .... pi .... ũ
(ũ) vi .... vi .... vi .... ũ
(ũ) fi .... fi .... fi .... ũ
(ũ) ni .... ni .... ni .... ũ
(ũ) di .... di .... di .... ũ
(ũ) ti .... ti .... ti .... ũ
(ũ) si .... si .... si .... ũ
(ũ) zi .... zi .... zi .... ũ
(ũ) li .... li .... li .... ũ
(ũ) ji .... ji .... ji .... ũ
(ũ) chi .... chi .... chi .... ũ
(ũ) gui .... gui .... gui .... ũ

7 EXERCÍCIOS DE VOCALIZAÇÃO

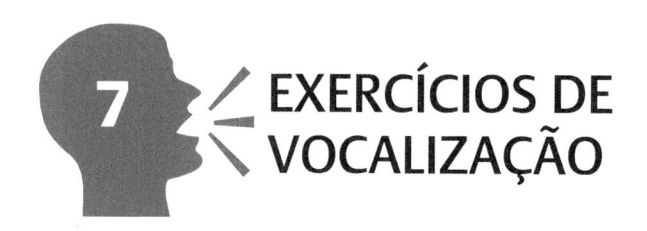

VOCALISES

OBJETIVOS

Proporcionar elasticidade maior da extensão vocal e trabalhar, simultaneamente, a musculatura laríngea exigida para esse fim, evitar quebras de sonoridade nas passagens, dar brilho e controlar a afinação.

Começar com as notas centrais em *staccato* e depois em *legato* descendente com as vogais escuras /u//o/. O som deve ser focado e leve, precedido pelo fonema /v/, subindo na escala conforme a necessidade do cliente.

O *legato* deve ser emitido com firmeza das pregas vocais como se estivessem resistindo à passagem do ar.

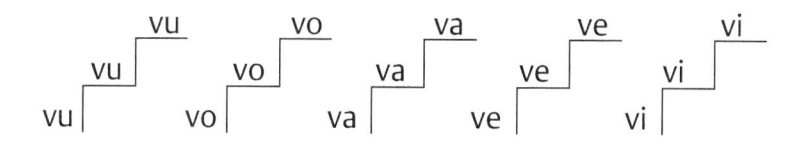

```
        vu        vo        va        ve        vi
    vu        vo        va        ve        vi
vu        vo        va        ve        vi
```

Fazer o exercício 3 vezes ao dia durante a primeira semana, e depois passar para 1 vez por dia na semana seguinte.

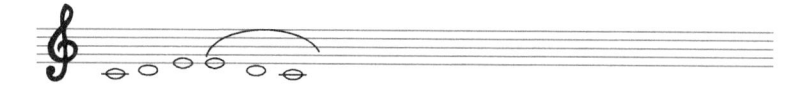

Manter o ataque vocal leve.

Após conseguir clareza e brilho do som, colocamos mais notas no exercício.

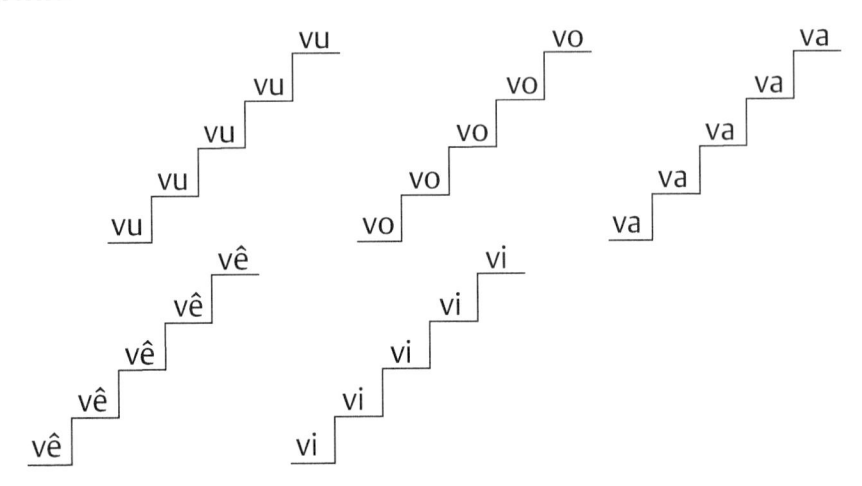

```
            vu              vo              va
          vu              vo              va
        vu              vo              va
      vu              vo              va
    vu              vo              va
```

```
        vê              vi
      vê              vi
    vê              vi
  vê              vi
vê              vi
```

Após vencer o exercício com o fonema /v/ antes da vogal, retirar o fonema e trabalhar somente a vogal.

Podemos repetir a sequência com o fonema /j/.

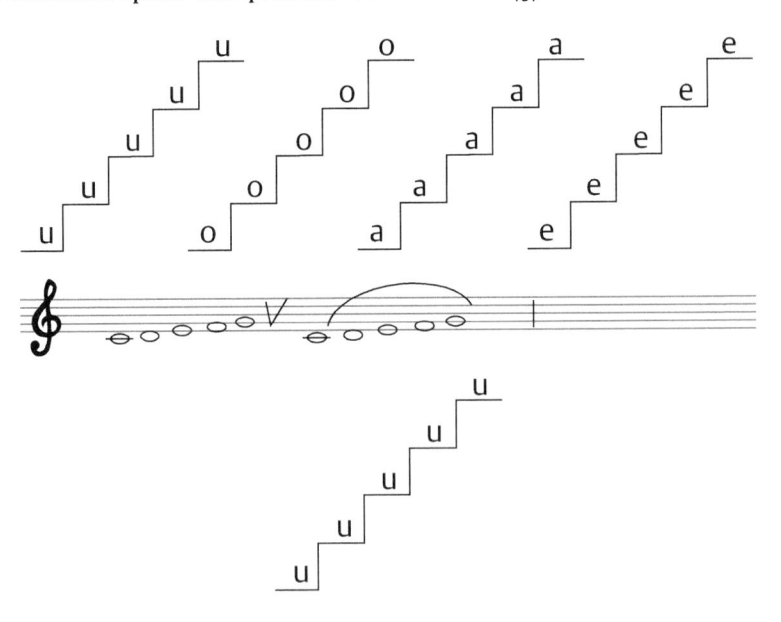

```
        u           o           a           e
      u         o         a         e
    u       o       a       e
  u     o     a     e
u   o   a   e
```

```
              u
            u
          u
        u
      u
```

Trabalhar agora com os encontros vocálicos /au/ /oi/ /ui/ /eu/.

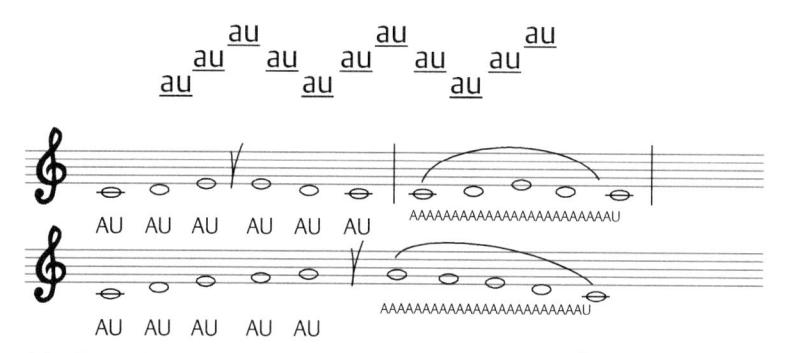

AU AU AU AU AU AU AAAAAAAAAAAAAAAAAAAAAU
AU AU AU AU AU AAAAAAAAAAAAAAAAAAAAAU

Subir de meio em meio tom, variando as sílabas ÔI UI EU.

8. EXERCÍCIOS DE AQUECIMENTO DA VOZ

ANTES DO USO DE VOZ PROFISSIONAL

1. **TRRR....................** 10×
   TRRR....................... A
   TRRR....................... E
   TRRR....................... I   3×
   TRRR....................... O
   TRRR....................... U

   TRRR ⎴⎴⎴

2. **BRRR....................** 10×
   BRRR....................... A
   BRRR....................... E
   BRRR....................... I   3×
   BRRR....................... O
   BRRR....................... U

   BRRR ⎴⎴⎴

3. TRRR ↗   5×
   BRRR ↗   5×

4. TRRR...................Ã   5×
   TRRR...................Ũ   5×

5. TRRR/TRRR/TRRR   BRRR/BRRR/BRRR
   (COM MOVIMENTOS LATERAIS DE CABEÇA)   1×

6. MMMMBRRRRRA
   MMMMBRRRRRE
   MMMMBRRRRRI   1×
   MMMMBRRRRRO
   MMMMBRRRRRU
   (mastigando)

7. TRRAVA   BRRAVA
   TRREVA   BRREVA
   TRRIVA   BRRIVA   1×
   TRROVA   BRROVA
   TRROVO   BRROVO
   TRRUVA   BRRUVA

8. PARABÉNS PARA VOCÊ   (TRRRR/BRRRR)   1×

9. VIBRAR OS LÁBIOS, MODULANDO   3×
   VIBRAR A LÍNGUA, MOVIMENTANDO OS LÁBIOS

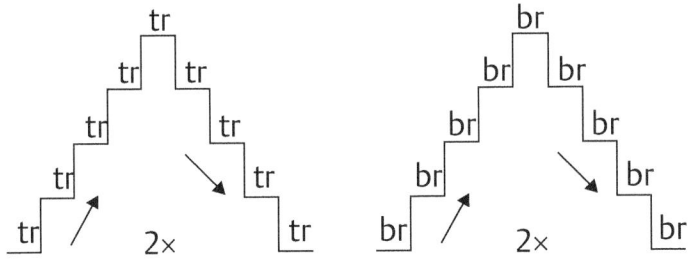

10.

9 EXERCÍCIOS DE DESAQUECIMENTO VOCAL

APÓS O USO DE VOZ PROFISSIONAL

1. **Língua fora/dentro.**   10×

2. **Biela** (prender a ponta da língua atrás dos incisivos inferiores, movimentar o dorso para frente).   10×

3. **Roda língua** (3× para um lado, deglute, 3× para o outro) (girar a língua dentro da boca com som nasal)

4. **Sim**
   Não →U_____ até acabar o ar
   Pêndulo

5. **TRRR** (5×) **BRRR** (5×)

6. **Glissando descendente – Hum**   (5×)

7. **Repouso vocal durante 15 minutos**

10 SUGESTÕES DE EXERCÍCIOS DE TERAPIA

SÉRIE 1

1. **Fazer com a cabeça o movimento para:**

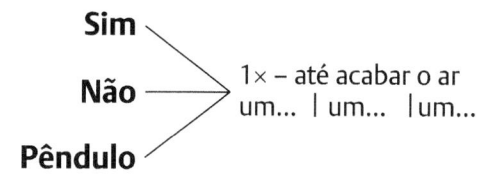

   Sim
   Não — 1× – até acabar o ar
   Pêndulo   um... | um... | um...

2. **Ênfase na vibração e no som nasal**

   brãm   trãm
   brẽm   trẽm
   brĩm   trĩm   2×
   brõm   trõm
   brũm   trũm

3. **Mastigando, som no nariz.**

   | mão | não | nhão |

   | são | tão | lão | 2×

   | dão | cão | vão |

4. **Comprimindo as mãos.**

   pa ⇒ ta ⇒ ka
   pe ⇒ te ⇒ ke
   pi ⇒ ti ⇒ ki   2×
   po ⇒ to ⇒ ko
   pu ⇒ tu ⇒ ku

5. agudo

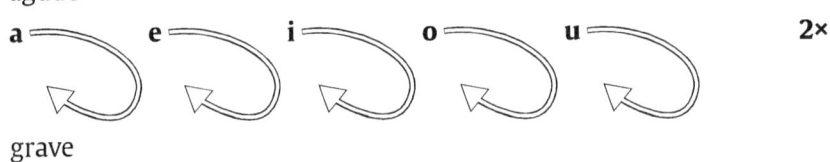

a   e   i   o   u   2×

grave

6. Colocação da voz – tom médio – cantado – suave – mesmo tom.

ma ⇒	mi ⇒	ma ⇒	mi ⇒	ma ⇒	i ⇒	a ⇒	i	
pa ⇒	pu ⇒	pa ⇒	pu ⇒	pa ⇒	u ⇒	a ⇒	u	
sa	sô	sa	sô	sa	ô	a	ô	
jô	jê	jô	jê	jô	ê	ô	ê	
sa	su	sa	su	sa	u	a	u	
ja	ju	ja	ju	ja	u	a	u	
bu	bi	bu	bi	bu	i	u	i	1×
ba	bi	ba	bi	ba	i	a	i	
ba	bu	ba	bu	ba	u	a	u	
cô	quê	cô	quê	cô	ê	ô	ê	
ca	qui	ca	qui	ca	i	a	i	
lu	li	lu	li	lu	i	u	i	
la	li	la	li	la	i	a	i	

SÉRIE 2

1. **Fazer com a cabeça o movimento para:**

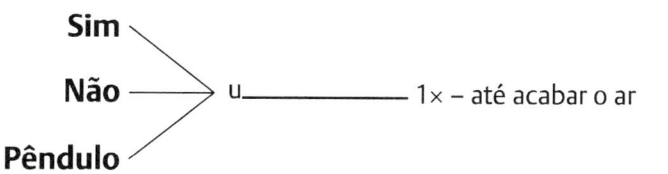

   Sim
   Não ⟶ u_____ 1× – até acabar o ar
   Pêndulo

2. **Sonorização e vibração.**

   vvvrrra
   vvvrrre
   vvvrrri   2×
   vvvrrro
   vvvrrru

3. **Respiração costodiafragmática.**

   a) sopro longo – s_____
   b) sopro interrompido   3×
   c) sopro interrompido   6×   1×
   d) sopro dirigido à mão

4. **Comprimindo as mãos.**

ma	me	mi	mo	mu	
pa	pe	pi	po	pu	2×
ba	be	bi	bo	bu	

5.

   agudo

a	e	i	o	u	*Staccato*
a	e	i	o	u	risada da bruxa
a	e	i	o	u	
a	e	i	o	u	2×
a	e	i	o	u	

   grave

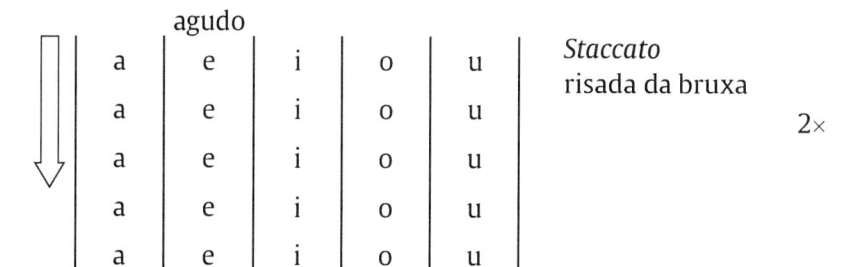

6. **Mesmo tom, eleva na última sílaba (cantando).**

uauá	ca	ca	qua	qua	
uóuó	có	có	quó	quó	
uôuô	sô	sô	suô	suô	
uíuí	ji	ji	juí	juí	1×
iaiá	ta	ta	tiá	tiá	
ióió	vó	vó	vió	vió	
iôiô	mô	mô	miô	miô	
iuiu	su	su	siú	siú	

7. **Falando.** 1× (eleva na última palavra de cada bloco)

causa	1	louco	2	comeu	3	feudo	3	chapéu	4	partiu	5
gáudio		pouco		colheu		Deus		réu		rio	
fauna		rouco	?	vendeu	?	meu	?	céu	?	feriu	?
		baile	6	joaí	7	coisa	8	cuida	8	comei	10
		gaita		boia		moita		cuico		Rui	
		faixa	?	mói	?	noite	?	cuia	?	vender	?
leite	10	anéis	11	anão	12	anões	13	mãe	14	além	15
peixe		corcéis		limão		limões		pães		porém	
queijo	?	fiéis	?	cordão	?	cordões	?	cães	?	ninguém	?

SÉRIE 3

1. **Fazer com a cabeça o movimento para:**
   - Sim
   - Não → o_____ 1× – até acabar o ar
   - Pêndulo   (relaxamento + resp. + voz)

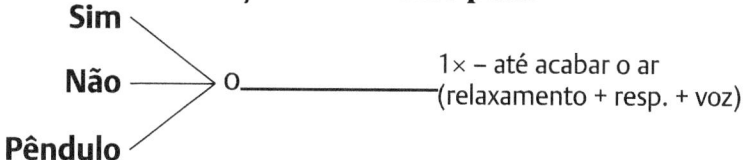

2. **Vibração.**
   trr... ─── a
   brr...   e
               i
               o   1×
               u

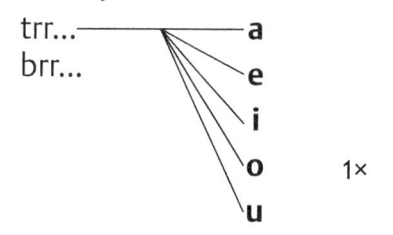

3. **Sons de apoio.**

ssszzzA	FFFVVVA	XXXJJJA
ssszzzE	FFFVVVE	XXXJJJE
ssszzzI	FFFVVVI	XXXJJJI	1×
ssszzzO	FFFVVVO	XXXJJJO
ssszzzU	FFFVVVU	XXXJJJU

4. **Coordenação fonorrespiratória.**
   ```
   S_____
   S_____Z_____Z_____
   S__S__S__S_S__S__
   T__T__T__T__T__T__          1×
   S_____T
   S_____TT
   S_____TTT
   TS__TS__TS...
   ST__ST__ST...
   ```

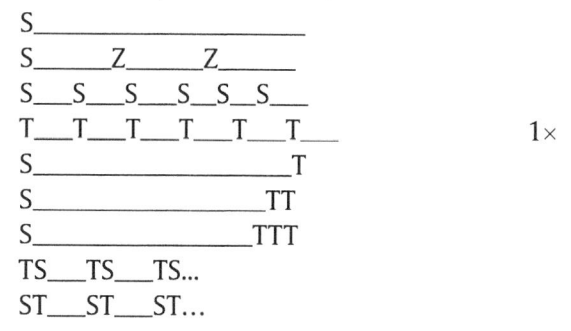

5. **Soquinhos com o abdome para fora.**

   pa___pa___pa
   pe___pe___pe   3×
   pi___pi___pi   (pressão da área)
   po___po___po
   pu___pu___pu

6. **Mastigar, som no nariz.**

mu	mi	u	i	u
mu	i	u	i	u
mu	mi	mê	i	ê
mu	i	ê	i	ê
mu	mô	mó	ó	ó
mu	ô	ó	ô	ó
mu	ó	ma	ó	a
mu	ó	a	ó	a

7. **brr | brr | brr** – 3× em cada nota

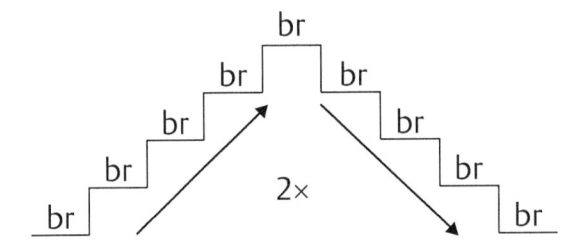

```
                    br
              br  ┘  └  br
           br ┘           └ br
        br ┘     2×          └ br
     br ┘                        └ br
```

SÉRIE 4

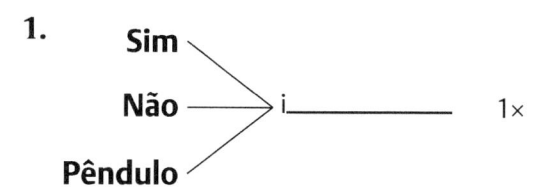

1.
- Sim
- Não → i_____ 1×
- Pêndulo

2.

pra	tra	cra	
pre	tre	cre	
pri	tri	cri	2×
pro	tro	cro	
pru	tru	cru	

3. Coordenação fonorrespiratória.

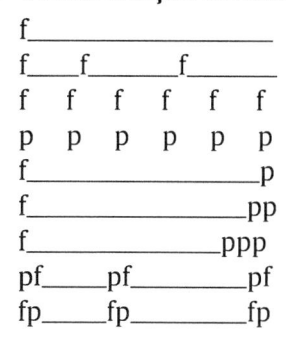

```
f_____
f____f_____f_____
f   f   f   f   f   f
p   p   p   p   p   p
f_____p                1
f_____pp
f_____ppp
pf_____pf_____pf
fp_____fp_____fp
```

4. Soquinhos suaves na sílaba.

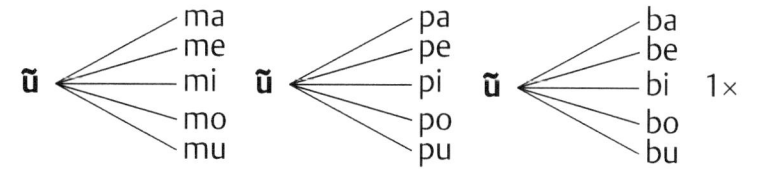

ũ ← ma / me / mi / mo / mu   ũ ← pa / pe / pi / po / pu   ũ ← ba / be / bi / bo / bu   1×

5. Mastigando.

f	u	m	x	u	m	s	u	m
s	u	m	x	u	m	f	u	m
x	u	m	s	u	m	f	u	m

1×

p	u	m	p	u	m	p	u	m
t	u	m	t	u	m	t	u	m
k	u	m	k	u	m	k	u	m

6. Vocalises.

|u| lábios em bico

a) |u|u|u| (3× em cada nota com soquinho)

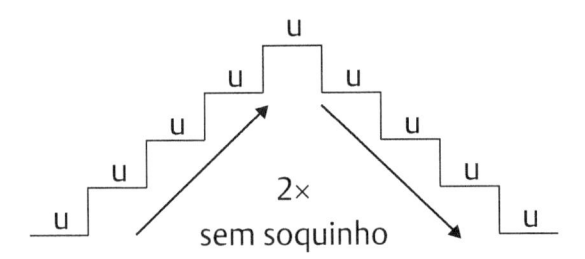

2×
sem soquinho

SÉRIE 5

1. a) ãm-rrãm ↶ ? 10×

b) lábios fechados, som no nariz, língua girando dentro da boca.
3 séries (deglute)

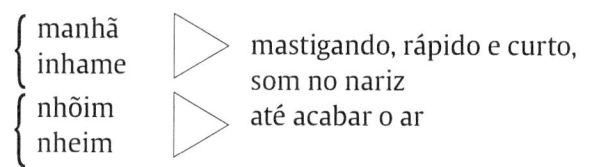

2.

{ manhã
  inhame } ▷ mastigando, rápido e curto,
               som no nariz

{ nhõim
  nheim } ▷ até acabar o ar

3.

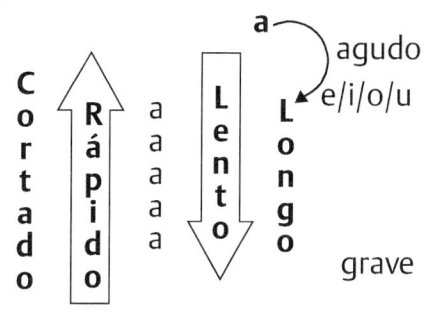

```
                        a ↶ agudo
C                          e/i/o/u
o   ↑R   a   ↑L
r    á   a    e
t    p   a    n   ↓L
a    i   a    t    o
d    d   a    o    n
o    o        ↓    g
                   o
                        grave
```
Cortado — Rápido — Lento — Longo

4. Colocação de voz – tom médio, cantando suave, mesmo tom.

água	égua	íngua	ogó	ogum
acha	eixo	incha	ichó	oxum
aipo	ôpa	upa	ipê	aipim
efe	hífen	ufa	efó	afã
unha	inho	enho	anhã	unhão

1×

aba	hebe	íbis	ôba	ubá
ada	edem	ido	ode	udu
ara	era	ira	ora	uru
assa	esse	isso	onça	uçá
aja	anjo	hoje	unge	ojá

5. Cantado – variando tom.

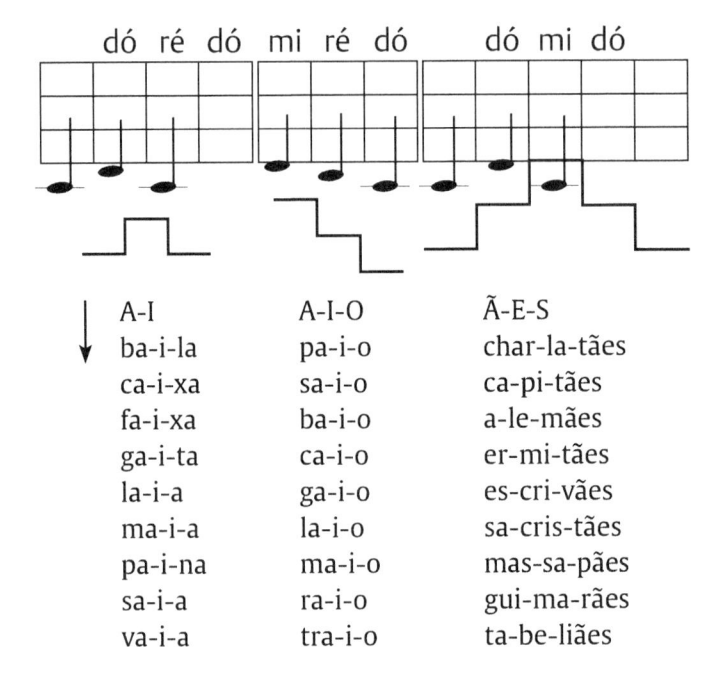

dó ré dó | mi ré dó | dó mi dó

A-I	A-I-O	Ã-E-S
ba-i-la	pa-i-o	char-la-tães
ca-i-xa	sa-i-o	ca-pi-tães
fa-i-xa	ba-i-o	a-le-mães
ga-i-ta	ca-i-o	er-mi-tães
la-i-a	ga-i-o	es-cri-vães
ma-i-a	la-i-o	sa-cris-tães
pa-i-na	ma-i-o	mas-sa-pães
sa-i-a	ra-i-o	gui-ma-rães
va-i-a	tra-i-o	ta-be-liães

SÉRIE 6

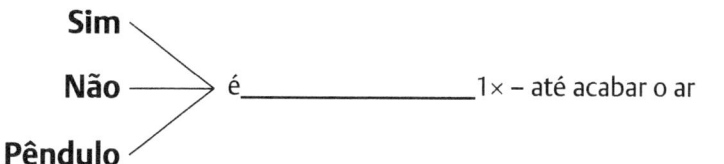

1.
- Sim
- Não → é_____ 1× – até acabar o ar
- Pêndulo

2.
bra	dra	gra
bre	dre	gre
bri	dri	gri 2×
bro	dro	gro
bru	dru	gru

3. Soquinho.

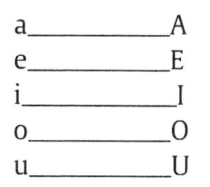

a_____A
e_____E
i_____I   3
o_____O
u_____U

4. Mastigando.

nhuãm   nhuem   nhuim   nhuõm   nhuum   3×

5. Vocalises.

a) |ó|ó|ó| 3× em cada nota com soquinho
b)

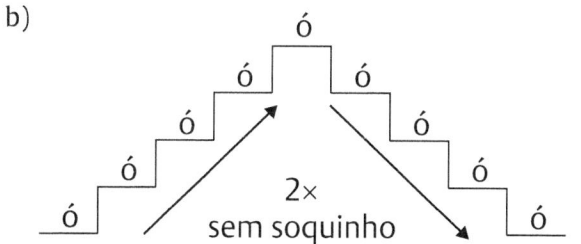

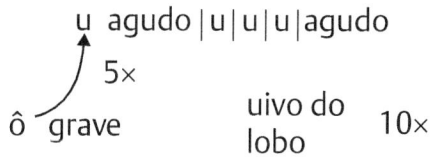

```
              ó
           ó     ó
        ó           ó
     ó                 ó
  ó         2×            ó
         sem soquinho
```

6. u agudo |u|u|u| agudo
         5×
   ô grave   uivo do   10×
                  lobo

7. **Mesmo tom, eleva na última.**

uauá	>	ca	>	ca	>	qua	>	qua
uóuó	>	có	>	có	>	quó	>	quó
uôuô	>	sô	>	sô	>	suô	>	suô
uíuí	>	ji	>	ji	>	juí	>	juí
iaiá	>	ta	>	ta	>	tiá	>	tia
ióió	>	vó	>	vó	>	vió	>	vió
iôiô	>	mô	>	mô	>	miô	>	miô
iuiu	>	su	>	su	>	siú	>	siú

1×

8. **1× cantando – 1× falando, mesmo tom (canto gregoriano).**

O bingo da Dinha tinha brindes.
O brinde continha cinco brincos.
Um micuim mirim chinfrim viu o chim comer o rim do pinguim.
E assim, tim-tim por tim-tim, foi o fim dos quindins e dos pudins.
Um inca tingindo o linho do limbo com a tinta do cinto que o índio cinge.
O sino lindo da quinta igrejinha de Murimirim não finda de tinir tir-lim-tim-tim, tir-lim-tim-tim.

SUGESTÕES DE EXERCÍCIOS DE TERAPIA   63

SÉRIE 7

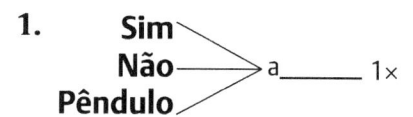

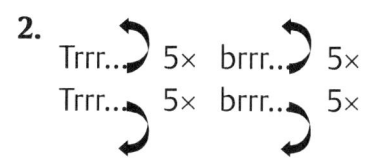

1. Sim
   Não ⟶ a_____ 1×
   Pêndulo

2. Trrr... ↷ 5× brrr... ↷ 5×
   Trrr... ↶ 5× brrr... ↶ 5×

3. **Coordenação fonorrespiratória.**

   z_____z_____
   z_____
   z_____z_____z_____
   z___z___z___z___z___z
   d__d__d__d__d__d   1
   z_____d
   z_____dd
   z_____ddd
   dz_____dz_____dz
   zd_____zd_____zd

4. **Soquinho suave na sílaba tônica.**

mais	maís	maio	maiô	
pais	país	paio	paul	
sais	saís	saio	Saul	
raia	raiz	raio	Raul	1×
joia	juiz	joio	Jaú	
baia	baía	baio	baú	
caia	caía	caio	caí	
lua	luar	laia	Laís	

10

5. Tom médio – canto gregoriano.

Uma vez cantando – uma vez falando – mesmo tom
|é|
O mel do vergel é leve que nem neve.
A plebe em greve investe contra o mestre.
O néscio bedel embebe-se de fel e defere-o no revel.
Sete pestes em reles vestes crescem no Leste.
|ê| 1×
Os gêmeos gemem no gelo desde cedo.
O pererê foi pego pelo bêbedo sem pejo.

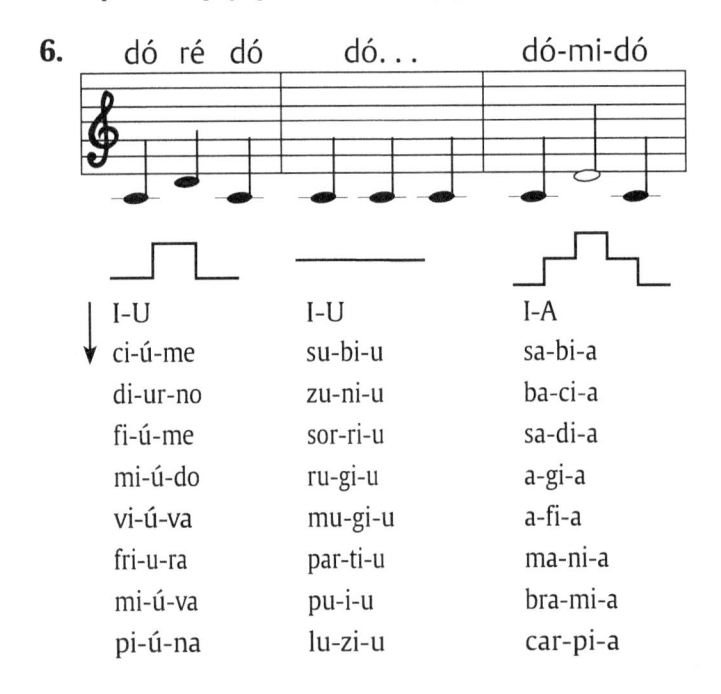

6.

dó ré dó   dó. . .   dó-mi-dó

I-U	I-U	I-A
ci-ú-me	su-bi-u	sa-bi-a
di-ur-no	zu-ni-u	ba-ci-a
fi-ú-me	sor-ri-u	sa-di-a
mi-ú-do	ru-gi-u	a-gi-a
vi-ú-va	mu-gi-u	a-fi-a
fri-u-ra	par-ti-u	ma-ni-a
mi-ú-va	pu-i-u	bra-mi-a
pi-ú-na	lu-zi-u	car-pi-a

SÉRIE 8

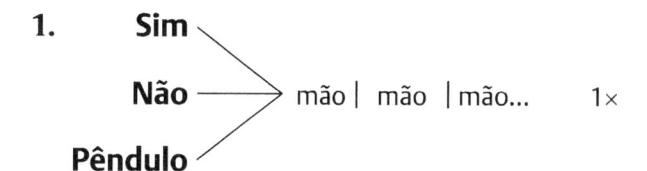

1. **Sim**
   Não → mão | mão | mão...   1×
   Pêndulo

2. **Coordenação fonorrespiratória.**

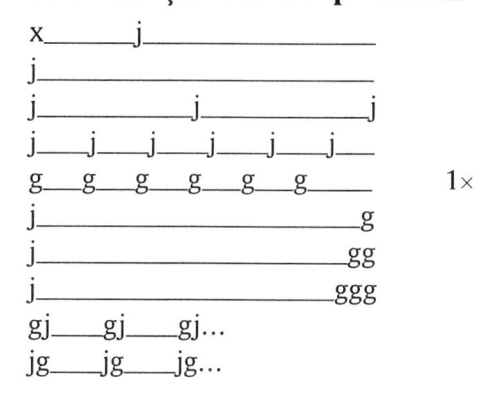

   ```
   x_____j_____
   j_____
   j_____j_____j
   j___j___j___j___j___j___
   g___g___g___g___g___g___      1×
   j_____g
   j_____gg
   j_____ggg
   gj___gj___gj...
   jg___jg___jg...
   ```

3. zzzzrrrrra
   zzzzrrrrre
   zzzzrrrrri   2×
   zzzzrrrrro
   zzzzrrrrru

4. **Soquinho suave por sílaba.**

mi	mê	mé	ma	mó	mô	mu
bi	bê	bé	ba	bó	bô	bu
pi	pê	pé	pa	pó	pô	pu
ni	nê	né	na	nó	nô	nu
di	dê	dé	da	dó	dô	du
ti	tê	té	ta	tó	tô	tu
ki	kê	ké	ka	kó	kô	ku
gui	guê	gué	ga	gó	gô	gu
fi	fê	fé	fa	fó	fô	fu

5. **Vocalises |é|.**

   a) |é|é|é| 3× em cada nota com soquinho

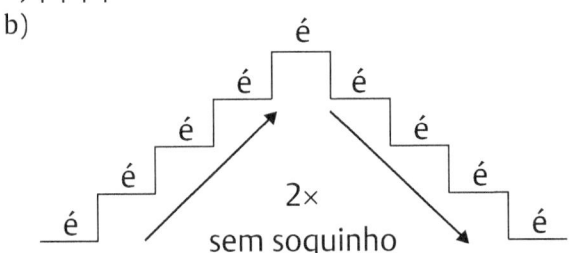

   b)

   ```
                     é
                 é       é
              é             é
           é                   é
        é                         é
   ```
   2× sem soquinho

6. **Ler numa só expiração (3 tentativas).**

   São Francisco

   Lá vai São Francisco
   Pelo caminho
   De pé descalço
   Tão pobrezinho
   Dormindo à noite
   Junto ao moinho
   Bebendo a água
   Do ribeirinho
   Lá vai São Francisco
   De pé no chão
   Levando nada
   No seu surrão
   Dizendo ao vento
   Bom dia, amigo
   Dizendo ao fogo
   Saúde, irmão
   Lá vai São Francisco
   Pelo caminho
   Levando ao colo
   Jesus Cristinho
   Fazendo festa
   No menininho
   Contando histórias
   Pros passarinhos

   Vinícius de Moraes

7. **1× cantando – 1× falando – mesmo tom.**

   |ó|

   Totó tem xodó pelo gogó da vovó.
   Vogam no cosmos os olhos dos povos.
   Após monótono prólogo, vozes formosas solam.
   Voltam os jogos jocosos, rolam os flocos formosos.
   Os votos e os corpos se chocam, e os ossos morosos se saltam nos blocos e rondós.
   Gosto do nosso bobó, do nosso efó e dos saborosos e famosos ovos mornos.

   |ô|

   O molosso morto tombou no fosso.
   Momo tomou o morro e o povo rolou do topo.

8. Começa e termina no nariz.

ũ	lu	ũ	lu	ũ	lu	ũ	
ũ	li	ũ	li	ũ	li	ũ	
ũ	lê	ũ	lê	ũ	lê	ũ	1×
ũ	lô	ũ	lô	ũ	lô	ũ	
ũ	ló	ũ	ló	ũ	ló	ũ	
ũ	la	ũ	la	ũ	la	ũ	

9. Cantando.

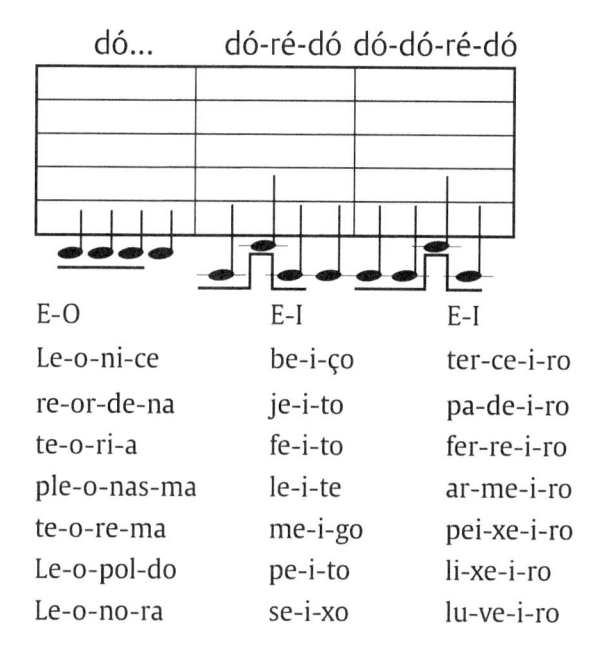

dó...   dó-ré-dó   dó-dó-ré-dó

E-O	E-I	E-I
Le-o-ni-ce	be-i-ço	ter-ce-i-ro
re-or-de-na	je-i-to	pa-de-i-ro
te-o-ri-a	fe-i-to	fer-re-i-ro
ple-o-nas-ma	le-i-te	ar-me-i-ro
te-o-re-ma	me-i-go	pei-xe-i-ro
Le-o-pol-do	pe-i-to	li-xe-i-ro
Le-o-no-ra	se-i-xo	lu-ve-i-ro

SÉRIE 9

1. Sustentar a vogal até acabar o ar. Marcar o tempo.

a		
e		
i			1×
o		
u		

2. Mastigar e vibrar.

nhu   as   nhas   rrrrras
nhu   es   nhes   rrrrres
nhu   is   nhis   rrrrris   1×
nhu   os   nhos   rrrrros
nhu   us   nhus   rrrrrus

3. Ocluindo os lábios.

b..., b..., b..., b..., b...   2×
ba, be, bi, bo, bu

4. Contra a parede.

ma – me – mi – mo – mu
pa – pe – pi – po – pu   1×
ba – be – bi – bo – bu

5. Vocalises.

|a| boca mole de bobo
a) |a|a|a| 3× em cada nota com soquinho

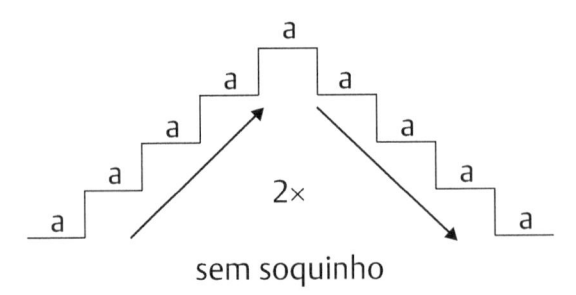

2×

sem soquinho

SUGESTÕES DE EXERCÍCIOS DE TERAPIA

6. Começa e termina no nariz.

ũ	u	ô	u	ô	u	ô	u	ũ	
ũ	ô	ó	ô	ó	ô	ó	ô	ũ	
ũ	ó	a	ó	a	ó	a	ó	ũ	1×
ũ	a	ô	a	ô	a	ô	a	ũ	
ũ	a	u	a	u	a	u	a	ũ	

7. 1x cantando – 1x falando.

|a|

Arara na sala, jararaca na lapa.
Macaca malhada cai da galhada.
Tape a lata e bata na chapa.
A nata da taba cata a pirarara.
A gata de bata e uma fada má para a pata da mata.
Na chácara de Sabará há valas e valas de ágata sem jaça.
Carnaval abre as asas e arrasta a rapaziada a sambar e a pular às gargalhadas.

|â|

A Tâmara lhana abana na rama.
Ana espana a cabana e se dana.

8. Soquinhos suaves com escalas.

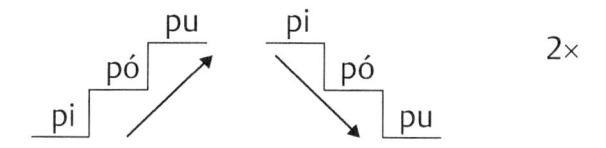

```
          pu        pi
      pó ↗      pó ↘
  pi                   pu
```

2×

9. Cantando.

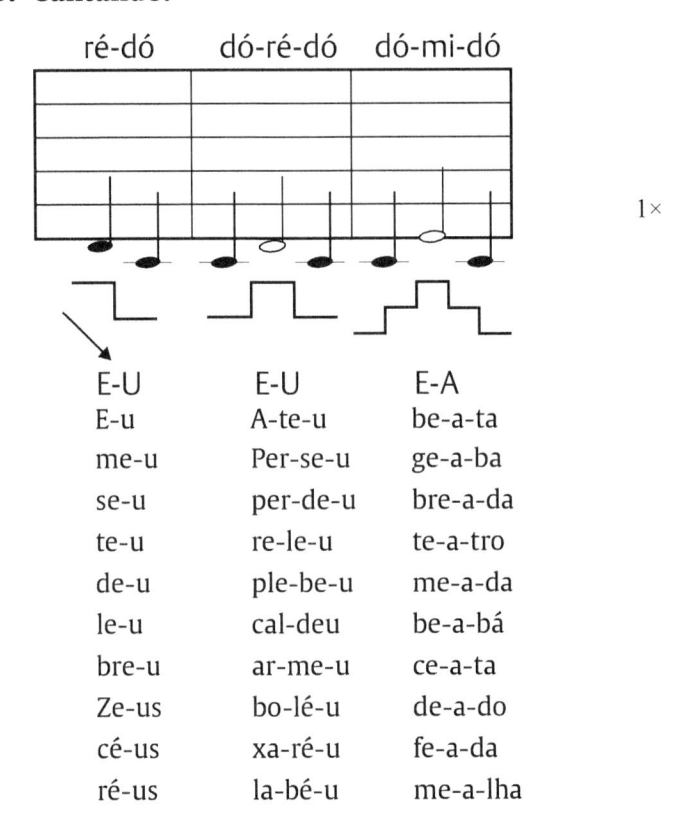

ré-dó   dó-ré-dó   dó-mi-dó

1×

E-U	E-U	E-A
E-u	A-te-u	be-a-ta
me-u	Per-se-u	ge-a-ba
se-u	per-de-u	bre-a-da
te-u	re-le-u	te-a-tro
de-u	ple-be-u	me-a-da
le-u	cal-deu	be-a-bá
bre-u	ar-me-u	ce-a-ta
Ze-us	bo-lé-u	de-a-do
cé-us	xa-ré-u	fe-a-da
ré-us	la-bé-u	me-a-lha

10. Soprar o tubo na garrafa PET com água.

u⎯⎯⎯ 1 minuto

u∿∿∿ 1 minuto

3× ao dia

SÉRIE 10

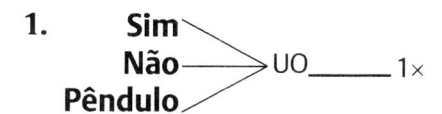

1. Sim
   Não → UO _____ 1×
   Pêndulo

2. **Vibração suave.**

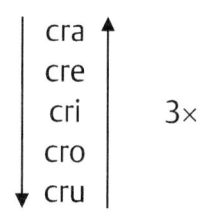

   cra ↑
   cre
   cri   3×
   cro
   ↓ cru

3. **Coordenação fonorrespiratória.**

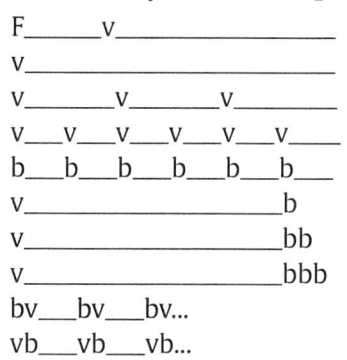

   F_____v_____
   v_____
   v_____v_____v_____
   v___v___v___v___v___v____   1×
   b___b___b___b___b___b___
   v_____b
   v_____bb
   v_____bbb
   bv___bv___bv...
   vb___vb___vb...

4. **Soquinho suave na sílaba tônica.**

deia	dia	dei-o	doeu	
faia	fia	feio	fiei	
gaia	guia	Goya	guiei	
laia	lia	leia	leal	
maio	mia	meia	moeu	1×
paio	pia	peia	piei	
raio	ria	raia	roeu	
teia	tia	vaia	voei	
cheia	chia	geio	geiou	

5. **Vocalises |UÓ|.**

    |UÓ|UÓ|UÓ| 3× em cada nota com soquinho

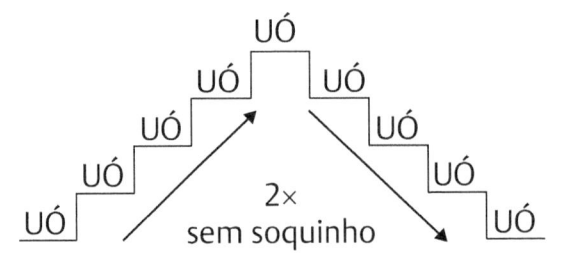

    ```
                    UÓ
                UÓ      UÓ
             UÓ            UÓ
          UÓ        2×        UÓ
       UÓ      sem soquinho      UÓ
    ```

6. **1× cantando – 1× falando, mesmo tom.**

    Canto gregoriano – tom médio

    |u|

    Fulge uma cruz à luz da lua muito ao sul.
    Urus e urubus escutam cururus, surucucus e sucurujus.
    Surge a juba fulva, o Juca mudo vê o vulto, não luta e põe-se em fuga.
    Pula com fúria a Juju e chupa jujuba com gula.
    Sururu com chuchu, tutu e cuscuz, tudo em puro urucu, são luxos da Zuzu.
    O Judas jura que lhe fura os pulsos, lhe dá uma surra e o gruda no fuso do culto zulu.

7. **Repetir cada coluna várias vezes até acabar o ar, abrindo bem a boca.**

uoa	uoé	uoi	uoó	uuu	
aua	aue	aui	auo	auu	
eua	eue	eui	euo	euu	1x
iua	iue	iui	iuo	iuu	
oua	oue	oui	ouo	ouu	

SUGESTÕES DE EXERCÍCIOS DE TERAPIA

8. Cantando.

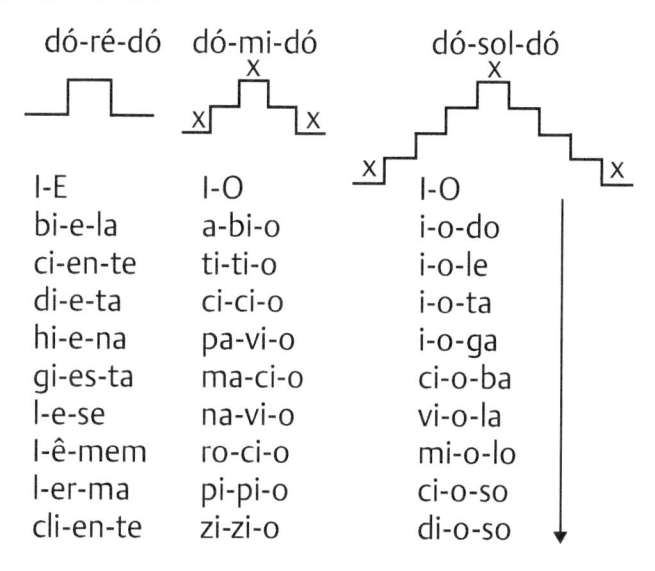

dó-ré-dó   dó-mi-dó   dó-sol-dó

dó-ré-dó	dó-mi-dó	dó-sol-dó
I-E	I-O	I-O
bi-e-la	a-bi-o	i-o-do
ci-en-te	ti-ti-o	i-o-le
di-e-ta	ci-ci-o	i-o-ta
hi-e-na	pa-vi-o	i-o-ga
gi-es-ta	ma-ci-o	ci-o-ba
l-e-se	na-vi-o	vi-o-la
l-ê-mem	ro-ci-o	mi-o-lo
l-er-ma	pi-pi-o	ci-o-so
cli-en-te	zi-zi-o	di-o-so

SÉRIE 11

1. **Variação tonal (modulando).**

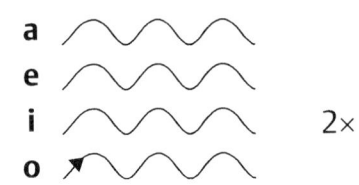

   a
   e
   i   2×
   o
   u

2.
   a) ãm-rrãm?   10×
   b) Lábios fechados, som no nariz, língua girando dentro da boca (deglutir), 3 séries

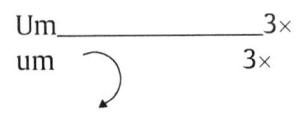

3.
   Um_____ 3×
   um   3×

   |um|um|um|
   3× em cada nota em *staccato*

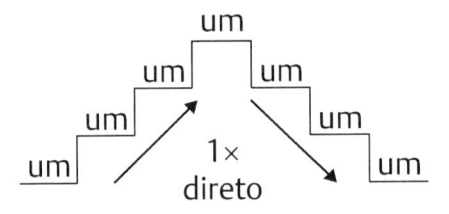

   ```
              um
          um      um
       um            um
    um      1×          um
          direto
   ```

4. **Vibração com dentes trincados.**

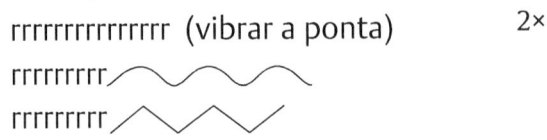

   rrrrrrrrrrrrrr (vibrar a ponta)   2×
   rrrrrrrrr
   rrrrrrrrr

5. **Soquinho suave por sílaba.**

fi,	fê,	fé,	fa,	fó,	fô,	fu	
vi,	vê,	vé,	va,	vó,	vô,	vu	
xi,	xê,	xé,	xa,	xó,	xô,	xu	
ji,	jê,	jé,	já,	jó,	jô,	ju	
si,	sê,	sé,	sa,	só,	sô,	su	1×
zi,	zê,	zé,	za,	zó,	zô,	zu	
li,	lê,	lé,	la,	ló,	lô,	lu	
lhi,	lhê,	lhé,	lha,	lhó,	lhô,	lhu	
nhi,	nhê,	nhé,	nha,	nhó,	nhô,	nhu	

6. **Vocalises.**

   a) |zum|zum|zum| 3× em cada nota com soquinho

   b)

   ```
              zum
          zum     zum
       zum           um
    zum               zum
   zum      2×          zum
         sem soquinho
   ```

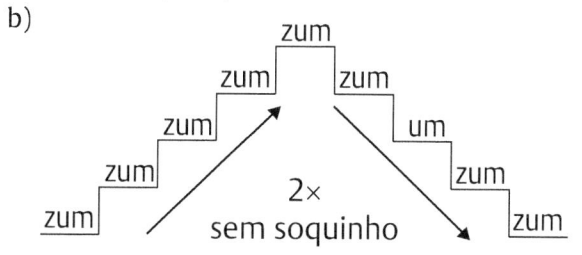

7. ***Staccato* descendente (riso da bruxa).**

   ↓ |a| |e| |i| |o| |u| agudo
      |a| |e| |i| |o| |u|
      |a| |e| |i| |o| |u| 1×
      |a| |e| |i| |o| |u|
      |a| |e| |i| |o| |u| grave

8. Cantado.

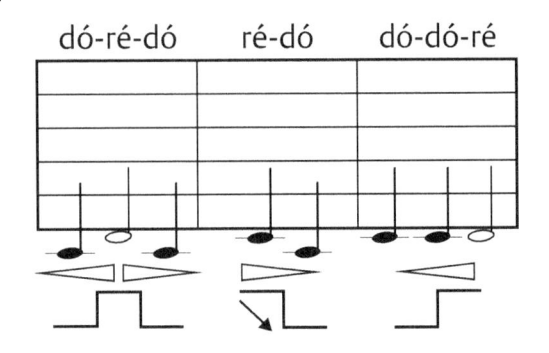

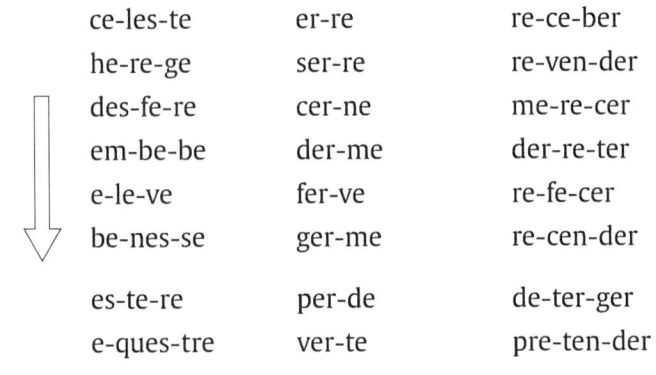

dó-ré-dó   ré-dó   dó-dó-ré

ce-les-te	er-re	re-ce-ber
he-re-ge	ser-re	re-ven-der
des-fe-re	cer-ne	me-re-cer
em-be-be	der-me	der-re-ter
e-le-ve	fer-ve	re-fe-cer
be-nes-se	ger-me	re-cen-der
es-te-re	per-de	de-ter-ger
e-ques-tre	ver-te	pre-ten-der

9. Soprar o tubo na garrafa.

Com "parabéns para você" em |u| 2×

SÉRIE 12

1. **Mastigando.**

s	u	m	f	u	m	x	u	m
x	u	m	f	u	m	s	u	m
f	u	m	s	u	m	x	u	m

x	u	m	t	u	m	f	u	m
k	u	m	f	u	m	x	u	m
s	u	m	x	u	m	t	u	m
s	u	m	k	u	m	x	u	m
p	u	m	x	u	m	s	u	m

2. **Ler numa só expiração.**

   João amava Teresa que amava Raimundo que amava Maria que amava
   Joaquim que amava Lili que não amava ninguém. -|
   João foi para os Estados Unidos, Teresa para o Convento,
   Raimundo morreu de desastre, Maria ficou para tia,
   Joaquim suicidou-se e Lili casou com J. Pinto Fernandes
   que não tinha entrado na história. -|

   Carlos Drummond de Andrade – Quadrilha

3. **Vocalises.**

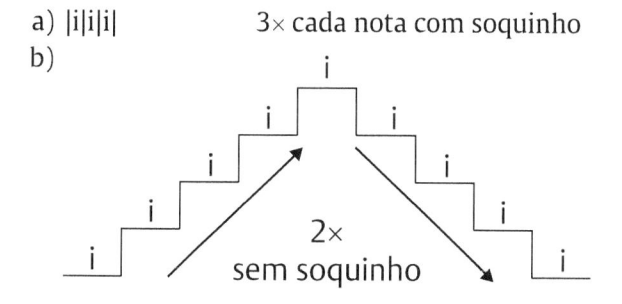

   a) |i|i|i| 3× cada nota com soquinho

   b)

   2× sem soquinho

4. **Cantar "Parabéns para você".**
   a) com |um|um|um – cortado
   b) com |U| lábios em bico – longo
   c) com |tr|tr|tr...
   d) com |br|br|br...
   e) com rrrrrr... (lábios)
   f) cada sílaba, 1 soquinho
   g) com pa-pa-pa... (bateria)
   h) com |uó| saxofone
   Obs.: Inspirar antes de cada frase.
   Variar com "Atirei o pau no gato"
   "A canoa virou" "Ciranda, cirandinha".
   etc.

5. **Cantando.**

A-U	A-O	A-E
ca-u-le	ba-o-bá	A-ba-é
fa-u-no	Da-o-mé	a-ra-és
la-u-da	Ma-o-mé	ja-va-é
pa-u-ta	ca-o-lho	Ma-ca-é
ca-u-da	ca-ra-ó	ca-e-té
sa-u-na	a-ô-nio	A-za-el
Pa-u-lo	a-or-ta	Da-na-é
La-u-ra	a-on-de	a-ca-é
Ma-u-ro	má-o-má-o	fa-e-ton

SUGESTÕES DE EXERCÍCIOS DE TERAPIA 79

EXERCÍCIOS PARA PREGAS VOCAIS

GRUPO 1 – Relaxamento
a) Levantar os ombros e deixá-los cair – 3×.
b) Levantar os ombros de trás para frente e ariá-los – 3×. (rotação)
c) Levantar os ombros de frente para trás e ariá-los – 3×. (rotação)
d) Girar a cabeça em torno do pescoço – 3× em cada sentido.
e) Deixar a cabeça pender para frente e inspirar, levando-a para trás, e expirar, levando-a para frente – 3×.
   Obs.: Relaxar toda a musculatura do corpo.

GRUPO 2 – Respiração/Diafragma
a) Inspirar pelo nariz lentamente, alargando as costelas flutuantes (diafragma)
   sem mexer os ombros – pausa – (1, 2, 3, 4, 5).
   Expirar pela boca (u) – pausa – (1, 2, 3, 4, 5).
   Inspirar pelo nariz – pausa – 3×.
b) Idêntico – mas expirar em 3 tempos.
c) Idêntico – mas expirar em 6 tempos.
   Praticar 3× deitado e 3× em pé.
   Obs.: Respiração diafragmática.

GRUPO 3 – Musculatura do laringe
a) PA / PE / PI / PO / PU – 5× – parede para o lado ** esquerdo/direito.
b) PAM / PEM / PIM / POM / PUM – 3× – parede para o lado ** direito/esquerdo.
b1) PA / PE / PI / PO / PU – 3× – socos no ar – esforço máximo.
c) FRA / FRE / ETC.
   VRA / VRE / ETC.
   BRA / BRE / ETC.
   PRA / PRE / ETC.
d) Sentado, segurando o assento – cabeça lado ** esquerdo – direito a/e/i/o/u
e) fafa / fefe / fifi / fofo / fufu – 2×
f) PATACA, PETEQUE, PITIQUI, POTOCO, PUTUCU – parede com soquinhos.

10

GRUPO 4 – Sonorização e respiração

f........	s.............
f/f/f	s/s/s
f/f/f/f/f/f	s/s/s/s/s/s
pe pe pe pe pe pe	te te te te te te
f....................p	s....................t
f....................pp	s....................tt
f....................ppp	s....................ttt
pf..................	ts......................
ppf.................	tts.....................
pppf...............	ttts....................
pf pf pf pf pf pf	ts ts ts ts ts ts
fp fp fp fp fp fp	st st st st st st

x..........
x / x / x
x / x/ x/ x /x /x
ka ka ka ka ka ka
x.............k
x.............kk
x.............kkk
kx.............
kkx...........
kkkx.........
kx kx kx kx kx kx
xk xk xk xk xk xk

GRUPO 5 – Respiração, sonorização, diafragma

a) si-fu-xi...pa   3×, contraindo o diafragma, pa projetando abdome
    si-fu-xi...pa

b)

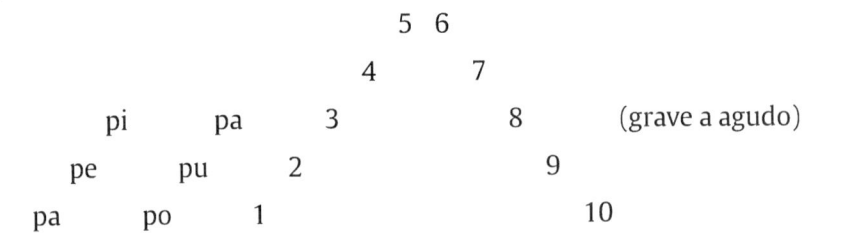

```
                                    5   6
                                  4       7
         pi      pa       3                 8      (grave a agudo)
         pe      pu       2                 9
         pa      po       1                10
```

c)
```
                              do
                    si                    pu
             .                       po
                    .           pi
         mi              pe           (grave a agudo)
     re                pa
   do
```

d)
```
     mi (agudo) – longo
      /
       /
   mi (grave) – longo
```

e) Cantar pausadamente por sílaba
- A/ti/rei um pau no ga/to/to etc.
- Pa/ra/béns pra vo/cê etc.
- Nesta rua/ nesta rua/ tem um bosque/ que se chama/...

Obs.: Cantar, silabadamente, *staccato*.

GRUPO 6 – Labial, língua, respiração, ressonância

a) Inspirar e emitir – ia/ie/ii/io/iu.
b) Mastigação selvagem – Movimentos circulares da língua em torno dos incisivos – 3× cada lado – emitindo os sons a/e/i/o/u nos intervalos.
c) hum..................a
   hum..................e
   hum..................i   5× sonorização com mastigação
   hum..................o
   hum..................u
d) bru.....................a   tru..............a ⎫
   bru.....................e   tru..............e ⎪
   bru.....................i   tru..............i ⎬ girando a cabeça
   bru.....................o   tru..............o ⎪
   bru.....................u   tru..............u ⎭
e) hum...hum... – 5×
f) Estalar a língua e com som nasal – 10×
g) Deixar a cabeça para trás, abrir e fechar a boca – 10×.

h) pum, mum, bum
  pom, mom, bom } longo nasal
  pim, mim, bim

GRUPO 7 – Ressonância nasal

a) hum... 3× – mastigando chiclete
   fazendo o som vibrar na cavidade oral (mandíbula para baixo e para trás).
b) hum...mua   (Este exercício tem que ser repetido todos os dias)
   hum...mue
   hum...mui   som nasal
   hum...muo
   hum...muu
c) p > hu > m
   s > hu > m   som nasal
   x > hu > m
d) b > hu > m
   t > hu > m
   k > hu > m
e)   .a
      ...e
   tru.....i
      ...o
       .u
f) ma me mi mo mu
   (mama) (meme) (mimi)...
   (mamama) (mememe)...

g) hum dois   hum janeiro   hum segunda
   hum três   hum fevereiro   hum terça
     | | |
   hum nove   hum dezembro   hum domingo

h) hum – mata   hum – muro   hum – mago
     | mato | moça | mudo
     | maio | mil | mês
     | março | mal | mamão
     | meia | musa | mate

GRUPO 8 – Sonorização com pouco ar, emissão da voz com uso do diafragma

a) (Pianíssimo) – bru.......... (girando a cabeça)
 (vibração dos lábios)
b) Rotação giro da cabeça
 bra / bre / bri / bro / bru – vibração da língua – tra/tre/tri/tro/tru
c) Se o Papa papasse papa
 Se o Papa papasse pão
 Se o Papa tudo papasse
 Seria um Papa papão
 Obs.: Cada frase com uma única expiração – 2×

d) Voz leve levíssima/som nasal
 Janeiro/fevereiro/março .... dezembro
 1 / 2 / 3 / 4 .... (girando a cabeça)

e)
```
         .. a                    .. a
         ..... e                 ..... e
 S____Z ........ i       F____V ........ i
         ..... o                 ..... o
         .. u                    .. u

         .. a
         ..... e
 X____ J ........ i
         ..... o
         .. u
```
Obs.: pouco ar, usando o diafragma.

f) ma na nha   ma na ma
 me ne nhe   me ne me
 mi ni nhi   mi ni mi
 mo no nho   mo no mo
 mu nu nhu   mu nu mu
 Obs.: Pronunciar cada linha em uma única expiração, usando o diafragma.

g) Mãos em concha sobre a boca.

hum mua	hum mão	
hum meu	hum pão	
hum mui	hum bão	2× cada
hum muo	hum não	
hum muu	hum chão	

h) a   e   i   o   u
 \   \   \   \   \   3× tipo bocejo longo
                                             (glissandos descendentes)

GRUPO 9 – Coordenação fonorrespiratória (pouco ar)
(5 palavras com uma única expiração)

a)

ava	eva	ivo	ova	uva
asa	eco	ico	oca	uca
ala	elo	ilo	oto	ula
alia	auta	eito	oito	útil
asa	exu	isa	onze	uso
alho	ilha	olho	olha	hulha
arre	irre	erro	irra	urra
ama	eme	imo	omo	ume
ano	ene	hino	ônus	uno
água	égua	íngua	ogo	ogum
acha	eixo	incha	ixo	oxum
aipo	opa	upa	ipe	aipim
efe	hífen	ufa	efi	afa
unha	inho	enho	anha	unhão
aba	hebe	hibu	oba	uba
ada	idem	ido	ode	udu
ara	era	ira	hora	uru
assa	esse	isso	onça	unção

b) ga a ga a ga   gue e gue e gue
    gui i gui i gui   go o go o go
    gu u gu u gu

GRUPO 10 – Coordenação fonorrespiratória
a) Pronunciar as frases com uma única expiração.
   Minha nova *miss*
   Nunca mais irei
   Meu amor é bom
   Lua nova vem   Afirmativo e interrogativo!? – com variação tonal.
   Minha doce amada vem
   Mais felicidade para nós
   Meu caminho é fácil para ti
   Minha mãe e meu pai me querem bem
b) Pronunciar em uma única expiração – 2×

                  pu
              po   po
          pi   pi
      pe   pe
   pa   pa

c) Inspirar pelo nariz e expirar pela boca, mantendo o diafragma distendido fortemente para baixo e as costelas flutuantes para fora – 3×

GRUPO 11 – Coordenação fonorrespiratoria
a) Pronunciar em uma única expiração.
   1, 2, 3   4, 5, 6   7, 8, 9   10, 11, 12
   u, oi, ei   uao, io, ei   ei, oio, oe   ei, oe, oe
b) Pronunciar em uma única expiração, com pressão aérea.
   ga-a / ga-a / ga-a
   que-e / que-e / que-e
   qui-i / qui-i / qui-i
   go-o / go-o / go-o
   gu-u / gu-u / gu-u
c) Bocejar (agudo, grave, agudo).

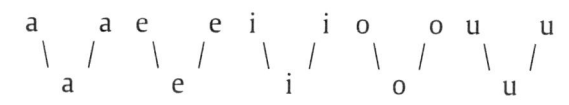

   a   a e   e i   i o   o u   u
    \ /   \ /   \ /   \ /   \ /
     a   e   i   o   u

d) Emitir em uma única expiração, suavemente (grave, agudo, grave).

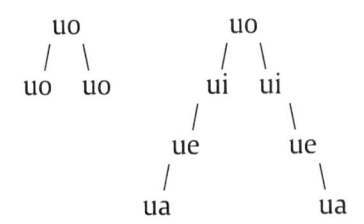

```
        uo              uo
       /  \            /  \
     uo    uo        ui    ui
                    /        \
                  ue          ue
                 /              \
               ua                ua
```

e) Emitir as sílabas em uma única expiração.

aio – aio – aio
eio – eio – eio
aiu – aiu – aiu
oei – oei – oei
maio – maio – maio
pais – país – paio
raia – raiz – raio
joia – juiz – joio
boia – baía – baia
caia – caía – caio
lua – luar – laia

f) Emitir em uma única expiração.

ua – ue – ui – uo – uu
aa – ae – ai – ao – au
eu – ea – ei – ee – eo
ia – ie – ii – io – iu
oa – oe – oi – oo – ou

sum	sum	sum
fum	fum	fum
xum	xum	xum
zum	zum	zum
vum	vum	vum
jum	jum	jum

prolongar o som final

g)

|u|	auau	>	ma	>	ma	>	mau	>	mau
	ouou	>	so	>	so	>	sou	>	sou
	eueu	>	de	>	de	>	deu	>	deu
	eueu	>	le	>	le	>	leu	>	leu
	iuiu	>	vi	>	vi	>	viu	>	viu
	aiai	>	sa	>	sa	>	sai	>	sai
	oioi	>	do	>	do	>	doi	>	doi
	oioi	>	bo	>	bo	>	boi	>	boi
	uiui	>	fu	>	fu	>	fui	>	fui
	eiei	>	che	>	che	>	chei	>	chei
	auau	>	ma	>	ma	>	mao	>	mao
	oioi	>	no	>	no	>	noi	>	noi
	aiai	>	ma	>	ma	>	mae	>	mae
	eiei	>	ne	>	ne	>	nem	>	nem

Manter o tom, elevar na última palavra.

GRUPO 12 – Coordenação fonorrespiratória (pronunciar as palavras acentuando as sílabas graves e agudas) modulando, usando as notas de conforto fonatório.

a)

1	2	3	4	5	6
e-u	a-te-u	be-a-ta	Le-o-ni-ce	be-i-ço	ter-ce-i-ro
me-u	Per-se-u	ge-a-da	re-or-de-na	je-i-to	pa-de-i-ro
se-u	per-de-u	bre-a-da	te-o-ri-a	fe-i-to	fer-re-i-ro
de-u	re-le-u	te-a-tro	ple-o-nas-ma	le-i-te	ar-me-i-ro
de-u	ple-be-u	me-a-da	te-o-re-ma	me-i-go	pei-xe-i-ro
le-u	cal-de-u	be-a-bá	Le-o-pol-do	pe-i-to	li-xe-i-ro
bre-u	ar-mé-u	ce-a-ta	Le-o-no-ra	se-i-xo	lu-ve-i-ro
Ze-us	bo-lé-u	de-a-do	Te-o-do-ro	te-i-ma	le-tre-i-ro
cé-us	xa-ré-u	fre-a-da	Te-o-sin-to	ve-i-o	tra-pe-i-ro
ré-us	la-bé-u	me-a-lha	re-o-cu-pa	che-i-o	tor-ne-i-ro

b)

2	2	1	2	4	7
_/⎺_	_/⎺_	⎤_	_/⎺_	_ _ _ _	_ -⎺-
a-mu-o	du-en-de	lu-a	bu-í-do	gu-a-i-ar	u-a-i-u-rus
pos-su-o	flu-en-te	mu-á	cu-í-ca	gu-ai-a-pé	u-a-ra-ca-u
flu-tu-o	ru-e-la	ru-a	ju-í-zo	gu-ai-a-ú	u-a-u-a-çu
re-cu-o	pu-e-ra	su-a	pu-í-do	pa-ra-gua-io	u-a-ra-ca-u
un-tu-o	mo-e-la	cru-a	Su-í-ça	gu-ai-a-quis	u-a-ca-rau-as
je-ju-o	cu-e-ra	tu-a	ru-í-na	gu-ai-a-ca	u-a-na-na-us
obs-tru-o	bru-e-ga	pu-a	tu-í-ra	gu-ai-a-nás	u-i-ra-pu-ru

c) Exercícios de graves e agudos.

1	1	2	8	9	2
⎤_	⎤_	_/⎺_	_ _ _	_ _	_/⎺_
O-U	O-A	O-E	O-I	AO	OES
Bo-u-cha	bo-a	bo-ê-mio	bo-i-na	mão	le-õ-es
do-u-to	do-a	co-e-lho	co-i-ce	não	ten-sõ-es
co-u-ro	co-a	do-en-te	do-i-do	dão	li-çõ-es
fro-u-xo	go-a	jo-e-lho	go-i-vo	pão	rin-cõ-es
go-u-gre	lo-a	go-e-la	jo-i-o	São	tos-tõ-es
lo-u-ro	mo-a	po-e-ta	lo-i-ro	cão	tu-fõ-es
mo-u-ro	pro-a	vo-e-jo	mo-i-ta	tão	ser-mõ-es
no-u-tro	ro-a	po-en-te	no-i-te	vão	le-sõ-es
po-u-so	so-a	mo-en-da	fo-i-ce	chão	a-nõ-es
So-u-to	vo-a	ro-en-do	zo-i-na	a-não	pa-võ-es
to-u-ro	vo-a	so-er-ga	co-i-fa	ba-ião	mi-lhõ-es
cho-u-po	bro-a	Mo-e-ma	fro-i-xo	A-a-rão	ga-tõ-es

1	2	3	4	5	6	7
_⎯⎤⎯_	_ _ _	_/⎺_	_/⎺_	_/⎺_	_/⎺_	_/⎺_
I-U	I-U	I-A	I-A	I-E	I-O	I-O
ci-ú-me	su-bi-u	sa-bi-a	hi-a-to	bi-e-la	a-bi-o	i-o-do
di-ur-no	zu-ni-u	ba-ci-a	i-a-ca	ci-en-te	ti-ti-o	i-o-le
Fi-u-me	sor-ri-u	sa-di-a	i-a-te	di-e-ta	ci-ci-o	i-o-ta
mi-ú-do	rú-gi-o	a-gi-a	i-a-ga	hi-e-na	pa-vi-o	i-o-ga
vi-ú-va	mu-gi-u	a-fi-a	i-a-ma	gi-es-ta	ma-ci-o	ci-o-ba
fri-ú-ra	par-ti-u	ma-ni-a	i-a-mém	i-e-se	na-vi-o	vi-o-la
mi-ú-va	pu-i-u	bra-mi-a	i-a-nan	I-ê-men	ro-ci-o	mi-o-lo
pi-ú-na	lu-zi-u	var-ri-a	I-an-sã	I-er-ma	pi-pi-o	ci-o-so
tri-un-fo	ti-ni-u	car-pi-a	I-a-go	cli-en-te	zi-zi-o	di-o-so

GRUPO 13

1. RECOMENDAÇÕES:
   a) Falar melhor depende da sua cabeça.
   b) Falar sem esforço.
   c) Atenção com a respiração correta – respirar antes de falar – usar a semirrespiração bucal.
   d) Usar frase curta – articular as sílabas com exagero.
   e) Caprichar sempre ao falar.
   f) Treinar todos os dias pelo menos 30 minutos.

2. LEITURA DE TEXTOS (Ritmo)

   Texto 1

   Bailemos, bailemos
   na roda incessante
   que o sonho se perde
   – fugaz navegante – –/
   No espelho da vida
   tão claro, tão quieto
   a sombra de um rosto
   velado e secreto. –/
   No giro do tempo
   e névoa, e bruma,
   perdido, sem norte,
   castelo de espuma. –/
   Cantando, chorando,
   giramos na esfera
   vivendo e morrendo
   em ronda de espera. –/
   Ausentes, presentes
   corremos a vida
   que o passo acelera
   sem vinda, sem ida. –/
   Nos sinos da noite
   caíram as águas
   pararam as horas
   calaram-se as mágoas. –/
   Tremeram os ventos
   ruíram montanhas
   fulgiram os astros
   em formas estranhas. –/

   Nas asas arfantes
   de grandes veleiros
   partiram os sonhos
   em arcos ligeiros. –/
   Arrojam-se as águas
   o mar se encapela
   e a lua naufraga
   nos barcos de vela. –/
   Ó concha quebrada
   boiando no mar!
   Que choras nas horas
   que tentas buscar? –/
   Bailado de ninfas
   cantar de sereia
   a trama da vida
   o sonho norteia. –/
   No leito da estrada
   que a sombra debrua
   só pedras, só seixos
   só rastros de lua. –/
   Ai! sombras de vida
   Ai! sombras da morte! –/
   Só o barco flutua
   sem leme, sem norte. –/
   Rodemos, rodemos
   na festa incolor!
   Paisagens, saudades
   perdidas na dor. –/

Carmen Carneiro
Texto 2
(Articulação)

AES	–	Os cães da mãe / dos capitães / levam-lhe pães.
AO	–	O cristão leva no gibão, lição e pão.
OE	–	Põe os botões nos cordões sobre os corações.
UI	–	As fuinhas são ruins e causam muito prejuízo.
EM	–	Ninguém vem a Belém sem vintém.
UA	–	Quatro guardas esquálidos aguardavam a esquadra.
UO	–	O *quorum* pagará uma quota quotidiana.
UO	–	O contínuo do Frutuoso é impetuoso.
UA	–	Enquanto os guanacás guampeiam, os guanás comem guandos.
UE	–	O delinquente aguentará dois quinquênios sequentes.
UE	–	O sequestro de uma sequela de rastaqueras.
IA	–	O pária não vê as glórias da pátria.
AIA	–	A aia foi à praia buscar as catraias das alfaias.
AIE	–	As taieiras praieiras do balaieiros.
AIO	–	O lacaio no cavalo baio leva o balaio de paio.
AIU	–	O aiurujuba gritou aiuá e aiuê quando viu aiuara.
EIO	–	Creio que é feio o bloqueio do meio alheio.
Oei	–	O nevoeiro traiçoeiro permitiu a ladroeira.
OIA	–	Arariboia viu a jiboia que boiava na pitimboia.
OIO	–	Do comboio ouço o aboio do boiadeiro saloio.
UIA	–	A cuia de embuia da tapuia contém tuia.
OIA	–	O goiá goianense moía goiabas no poial.
UAI	–	O paraguaio fugiu do guaiaú dos guaicurus.

Texto 3
(Coordenação fonorrespiratória)
Ler numa só expiração.

São Francisco
Lá vai São Francisco
Pelo caminho
De pé descalço
Tão pobrezinho
Dormindo à noite
Junto ao moinho
Bebendo a água
Do ribeirinho
Lá vai São Francisco
De pé no chão
Levando nada
No seu surrão
Dizendo ao vento
Bom dia, amigo
Dizendo ao fogo
Saúde, irmão
Lá vai São Francisco
Pelo caminho
Levando ao colo
Jesus Cristinho
Fazendo festa
No menininho
Contando histórias
Pros passarinhos
Vinícius de Moraes

EXERCÍCIOS

a) trr...trr... (com movimento lateral de cabeça)
   brr...brr

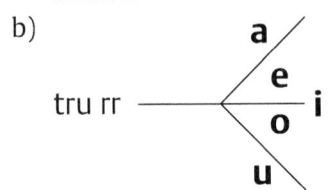

b) tru rr ⟶ a / e / i / o / u

c)
Mastigado hum...ma   hum...mua
           hum...me   ...mue
           hum...mi   ...mui
           hum...mo   ...muo
           hum...mu   ...muu

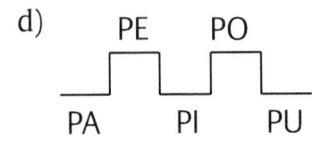

d) PA PE PI PO PU

e) Ginástica da língua entre os dentes e os lábios, girando 6× para cada lado
   / a – e – i – o – u

f) P. ex.: da biela
   Boca aberta, prender a ponta da língua atrás dos incisivos inferiores, empurrar o dorso para fora e para dentro da boca.

g) Repetir o exercício anterior sonorizando.

h) Repetir o exercício anterior sonorizando com variação tonal.

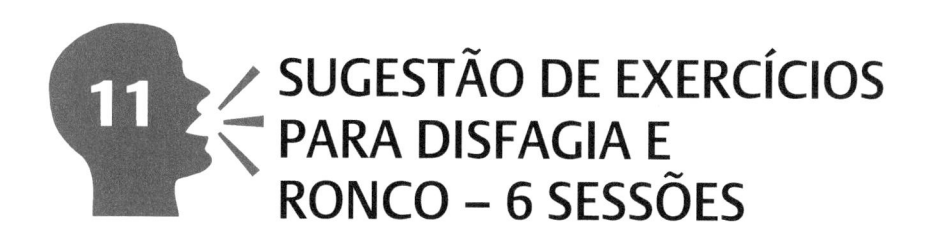

SUGESTÃO DE EXERCÍCIOS PARA DISFAGIA E RONCO – 6 SESSÕES

SESSÃO 1

Motricidade Oral

Recomendações
- Deglutir com a cabeça levemente tombada para frente.
- Evitar comer grãos, farelos, sementes, farofa.
- Comer comidas com molho (não secas), cremosas, bem cortadinhas.
- Não conversar quando estiver comendo.
- Comer devagar e em pequenas quantidades.

Exercícios

1. **Dedo polegar embaixo do queixo, pressionar levemente quando deglutir**   **5×**

2. **Boca aberta: /a/ã/**   **2 × 10**

3. **K...K...K...**   **2 × 10**

4. **G...G...G...**   **2 × 10**

5. **Carraspeio**   **10×**

6. **l... lh... rrr...**   10×
   la – lha – rrra
   le – lhe – rrre
   li – lhi – rrri   3×
   lo – lho – rrro
   lu – lhu – rrru

Voz

1. **Soprar o tubo na garrafa**

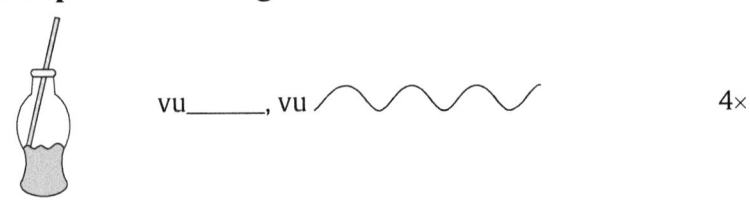

   vu_____, vu 〰〰〰   4×

SESSÃO 2

Exercícios

Motricidade Oral – 10×

1. **Corrida de língua (rápido)**   2 × 10

2. **Boca aberta, cabeça tombada para trás (gargarejo) – gagagaga...**

3. **Inflar as bochechas, estourar os lábios com o dedo ocluindo a boca.**

4. **Boca aberta, comprimir os lábios para dentro.**

5. **Exercício da bola embaixo do queixo, comprimir.**

6. **Vibrar × estalar a língua.**

Voz

1. ⚬╶┼╴ com a faixa (elástico, borracha etc.)
   A/A/A, E/E/E, I/I/I, O/O/O, U/U/U   3×

2. arará
   ereré
   iriri   3×
   ororo
   ururu

3. **puxando os dedos**

PA - PA - PA
PE – PE - PE
PI – PI – PI   3×
PO – PO - PO
PU – PU - PU

4. **Cantando modulando**

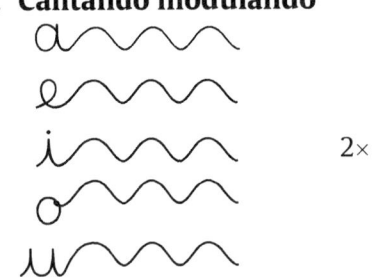

a
e
i   2×
o
u

SESSÃO 3

Exercícios

Motricidade Oral   10× cada

1. Boca aberta, varrer o céu da boca com a ponta da língua.
2. Exercício do bombom (língua na bochecha).
3. Boca aberta, colar a língua no céu da boca 1 min.
4. Bico × sorriso.
5. Inflar as bochechas, passar o ar de uma à outra.

6. PA-KA   BA-GA
   PE-KE   BE-GUE
   PI-KI   BI-GUI   2×
   PO-KO   BO-GO
   PU-KU   BU-GU

Voz

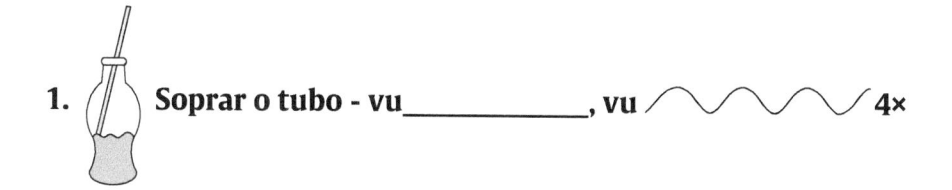

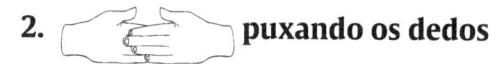

1. Soprar o tubo - vu_____, vu ∿∿∿ 4×

2. puxando os dedos
   PA-PA-PA, PE-PE-PE, PI-PI-PI, PO-PO-PO, PU-PU-PU 3×.

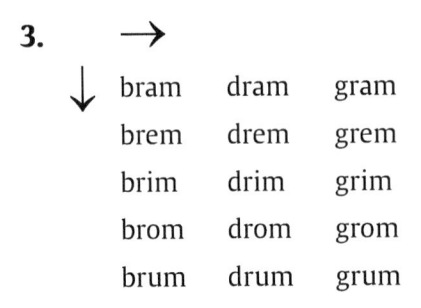

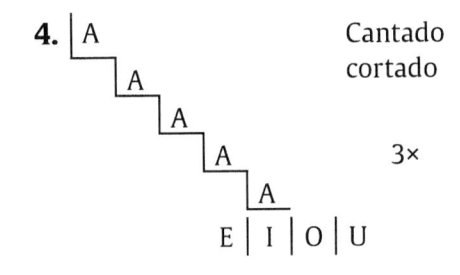

3. →

↓ bram   dram   gram
   brem   drem   grem
   brim   drim   grim
   brom   drom   grom
   brum   drum   grum

4. A
      A
        A   Cantado
          A   cortado
            A
              A   3×
    E | I | O | U

SESSÃO 4

Exercícios

Motricidade Oral   10× cada

1. Inflar as bochechas, soltar o ar lentamente por um buraquinho.

2. Boca aberta, ponta da língua atrás dos dentes inferiores, movimentar o dorso para frente.

3. Raspar forte – /r/rato gutural
    rrrrra
    rrrrre
    rrrrri   3×
    rrrrro
    rrrrru

4. GA - KA   a_____KA
   GUE - KE   e_____KE
   GUI - KI   i_____KI   3×
   GO - KO   o_____KO
   GU - KU   u_____KU

5. Inflar as bochechas, estourar   2 × 10

6. Boca aberta, colar a língua no céu da boca durante 1 minuto (manter colada).

Voz

1. ⌒ puxando os dedos:
   a/a/a, e/e/e, /i/i/i, o/o/o, u/u/u   3×

2. arara   bracragra   /r/ arara vibrante
    erere   brecregre
    iriri   bricrigri
    ororo   brocrogo
    ururu   brucrugru

3. **Ponta da língua atrás dos dentes, em cima e embaixo.**

4. **Mastigando forte, bem exagerado:**
    nhuam, nhuem, nhuim, nhuom, nhuum   4×

SESSÃO 5

Exercícios

Motricidade Oral 10× cada

1. Boca aberta, passar a ponta da língua em volta os lábios.
2. Boca aberta, varrer o céu da boca com a ponta da língua.
3. a-ka-ka-ká / e-ke-ke-ke / i-ki-ki-ki / o-ko-ko-ko / u-ku-ku-ku
4. Inflar as bochechas, bem explodindo. p...p...p...p... PÔU
5. Passar um lábio contra o outro.
6. Abrindo bem a boca, exagerado

uoa	aoa	uia	
uoe	aoe	uia	
uoi	aoi	uii	3×
uoo	aoo	uio	
uou	aou	uiu	

Voz

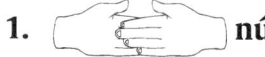

1. [imagem] números até 30.
2. **Voz forte:**
   janeiro/fevereiro/março...
3. **Mastigando**

nhuam	manhã
nhuem	inhame
nhuim	
nhuom	nhoim
nhuum	nheim

4. Cantando

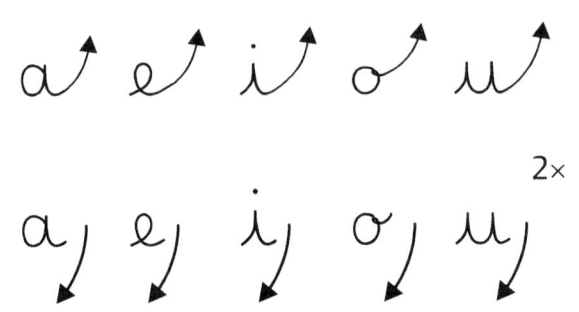

a↗ e↗ i↗ o↗ u↗

a↘ e↘ i↘ o↘ u↘   2×

SESSÃO 6

Exercícios

Motricidade Oral   10× cada

1. Língua dentro × língua fora.
2. Girar a língua dentro da boca.
3. Ka-ka-ka, ke-ke-ke, ki-ki-ki, ko-ko-ko, ku-ku-ku.
4. Gas, Gues, Guis, Gos, Gus.
5. Lábios em bico, movimentar para os lados.
6. Soprar bolas de festa, de vários tamanhos em quatro etapas.

Voz

1. soprar o tubo   5×

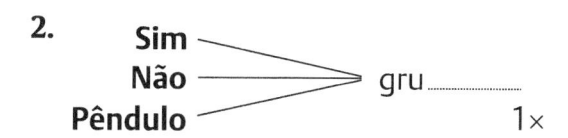

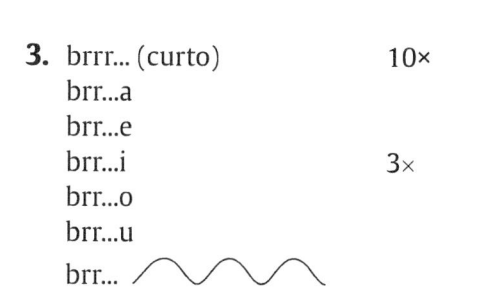

2. Sim
   Não   gru............
   Pêndulo   1×

3. brrr... (curto)   10×
   brr...a
   brr...e
   brr...i   3×
   brr...o
   brr...u
   brr... ⁀⁀⁀

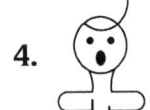

4. **comprimindo as mãos**

Números até 10.
Alfabeto.

5. **Mastigando:**   **2×**

anhá	alhá	achá
enhé	elhe	eche
inhi	ilhi	ichi
onhó	olho	ocho
unhu	ulhu	uchu

6. SSSZZZA
   SSSZZZE
   SSSZZZI   3×
   SSSZZZO
   SSSZZZU

7. **Cortado:**

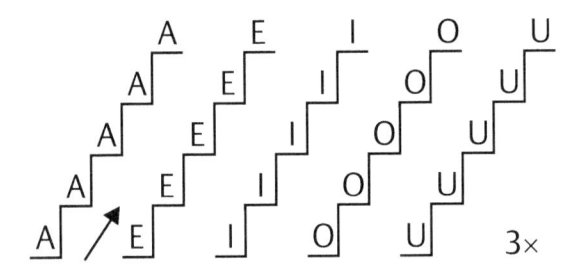

A E I O U
 A E I O U
  A E I O U
   A E I O U
    A E I O U   3×

12 VOZ CANTADA: EXERCÍCIOS COM BASE NO LIVRO DE ELISABETH HOWARD "SING! THE VOCAL POWER METHOD"

Os objetivos desses exercícios são dar maior elasticidade, maior extensão das pregas vocais, trabalhando simultaneamente a musculatura laríngea e evitando quebras de sonoridade nas passagens. Provoca controle da afinação, pois é feito nota a nota, tentando conseguir fecho vocálico com firmeza, e, resistindo a passagem do ar, teremos diminuição da tensão do tendão do diafragma e som com brilho, espessura e afinação. Não esquecer do apoio respiratório, abdome baixo estufando o estômago para dar movimentação e flexibilidade, evitando a rigidez da musculatura do diafragma. Sentimos uma pressão na cabeça, significando a pressão do tendão do diafragma preso no osso occipital freando a respiração. Para conseguir o apoio, sugerimos colocar as mãos na cintura levando os polegares nas costas, tossir lentamente, sentindo o movimento para fora. Usar /s//s/ e substituir por /f/f/ como se estivesse soprando uma bola de borracha. Inspirar e expirar produzindo /f/f/ contando até quatro. A sensação física que se sente é das costelas para fora e o diafragma para baixo. O som focado provoca sensação óssea em torno do nariz, incluindo os dentes incisivos superiores, que se obtém pelo som que ressoa através da garganta, boca e pelas passagens nasais mais abertas.

Abrir a boca, inspirar e expirar em suspiros; este som soproso é resultado do excesso de ar pelo escape das pregas vocais, que não estão abduzidas completamente, e é o som não focado. Para as vogais /i/ e /u/ há tendência de se fechar a boca. Ela deve ser alargada em sorriso no /i/ que vai ativar a ressonância na máscara produzindo mais harmônicos, dando mais riqueza a voz, e, quando emitimos /u/, os lábios são projetados para a frente como na forma de beijo, mandíbula para baixo e dentes separados.

Sons agudos e sons fortes necessitam de mais espaço para produzir a voz com facilidade.

Equilíbrio para controle vocal:

- Intensidade forte: aumentar a pressão de ar mantendo a sensação de bocejo.
- Intensidade fraca: usar menos ar mantendo o apoio.

EXERCÍCIOS

Com a boca aberta, como se fosse morder uma maçã, emitir /a//a/a//a./ a/a/. Fazer som claro, sem soprosidade, sentir o apoio, manter a posição das costelas para os lados e do diafragma para baixo.

Em *staccato* /a//a//a//a//a/a/.

Sustentar o último aaaaaaaaaaaaaaa mantendo o som focado.

A escolha do som soproso é escolha pessoal quando não se trata de alteração vocal, porém, no canto, deve ser evitado nas notas agudas e nas notas de forte intensidade.

Emitir /é/e/e/e/ trocar para /i/i/i/i/i/
/é/e/e/e/e/e ó//O/O/O/O/O/O
é/e/e/e/e/e/e/ /u/u/u/u/u/u/u/u

Fazer os exercícios com intervalos de terça e de quinta.

Utilizamos esses exercícios inicialmente precedidos pela consoante sonora /v/ como facilitador da emissão sonora,

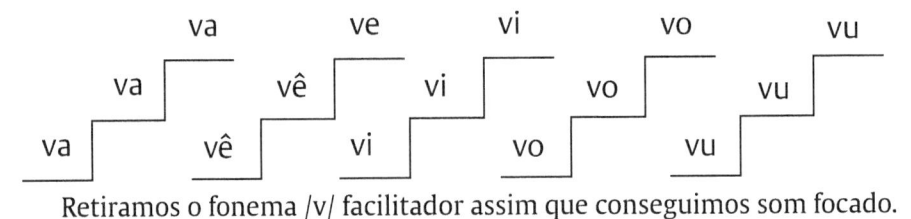

```
        va       ve       vi       vo       vu
    va       vê       vi       vo       vu
va       vê       vi       vo       vu
```

Retiramos o fonema /v/ facilitador assim que conseguimos som focado.

Após conseguir a perfeita emissão da articulação das vogais com som focado, passaremos a fazer os intervalos de quinta. A ponta da língua deve ser mantida atrás dos dentes incisivos inferiores em todas as vogais, só movendo-se na articulação das consoantes rapidamente, voltando à posição inicial de repouso no assoalho da boca. Trabalhamos com todas as vogais subindo a cada nota em *staccato*, depois fazendo a descida com as notas ligadas.

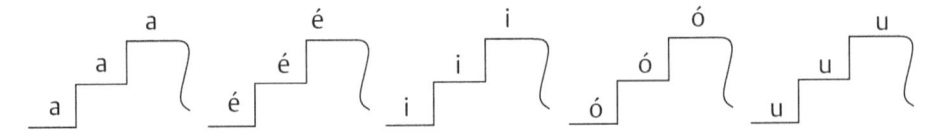

```
        a        é        i        ó        u
    a        é        i        ó        u
a        é        i        ó        u
```

Após conseguir emissão com som focado e perfeita articulação das vogais, iniciar os intervalos de quinta.

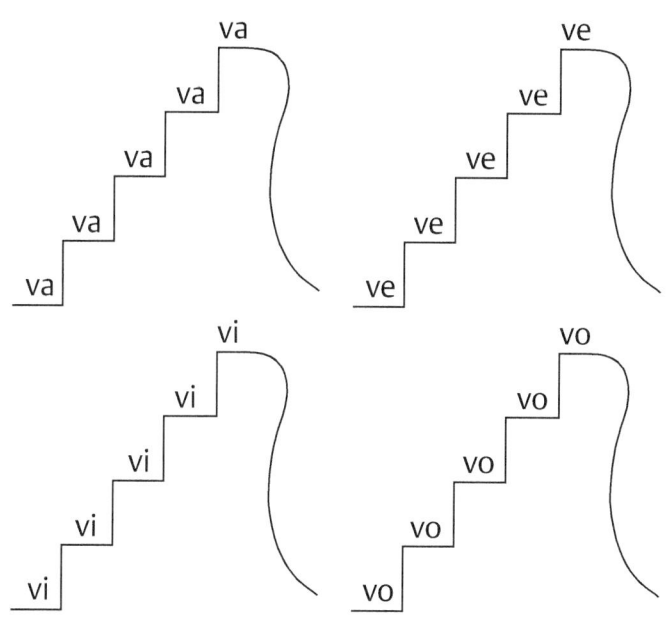

```
            va                           ve
         va                           ve
      va                           ve
   va                           ve
va                           ve

            vi                           vo
         vi                           vo
      vi                           vo
   vi                           vo
vi                           vo
```

Usamos o exercício com todas as vogais /e//i//o//u/, primeiro com o fonema facilitador, depois sem o fonema, só a vogal.

RESSONÂNCIA

Podemos citar vários tipos de ressonâncias, como peito, boca, nasal e cabeça, mas o que nos interessa é trabalhar o equilíbrio ressonantal, isto é, o equilíbrio das ressonâncias anterior oral, com a posterior faríngea e com o foco orofaríngeo dilatado, levando o som para a cavidade oral, criando som com brilho, mas mantendo a região faríngea livre de constrição, para obter os sobretons graves, mais escuros, equilibrando o colorido da voz.

Exercícios para Colocação da Ressonância de Cabeça

a) Bocejar sentindo a sensação de abertura na parte interna da boca, palato, e prestar atenção para a língua não puxar para trás nem se levantar; ela deve ficar repousada no assoalho da boca com a ponta tocando os incisivos inferiores.

b) Emitir som focado usando o apoio, mas com pressão, e a ressonância nasal fica sentida com a facilidade do som.

- /u/u/u/u/u/
- /i/i/i/i/i/

Para a ressonância nasal buscamos as sensações na estrutura óssea em torno do nariz, dos olhos e das maçãs do rosto. Esse som é raramente usado, mas precisa estar presente ajudando na produção dos harmônicos.

Pense no som nhg ao emitir /a/a/a/a/a/

Pensar no nhg faz a língua aproximar-se do palato mole, e a voz pode ser sentida com facilidade devido à ressonância.

Emitir mana, mana, mana etc., começando com /a/a/e passando para outras vogais.

Para aumentar a ressonância, faça o bocejo/hum/ que aumenta o espaço orofaríngeo, baixa a laringe e eleva o palato.

Conseguindo esse equilíbrio, passamos o exercício utilizando /hum/ mudando o tom e depois projetamos a vogal tom a tom, sempre com o apoio respiratório.

Equilíbrio para controle vocal:

Trabalhar o crescendo e o decrescendo. No decrescendo, começar com som forte e lentamente diminuir a pressão do ar; no crescendo, começar com o som fraco, aumentando aos poucos a pressão do ar.

Na intensidade forte, há necessidade de aumentar a pressão de ar e manter a sensação de bocejo.

Na intensidade fraca, usar menos pressão de ar e manter o apoio.

EXERCÍCIOS PARA OBTER INTENSIDADE FORTE

Chamando ao longe e repetir como eco (hey hey..........hey).

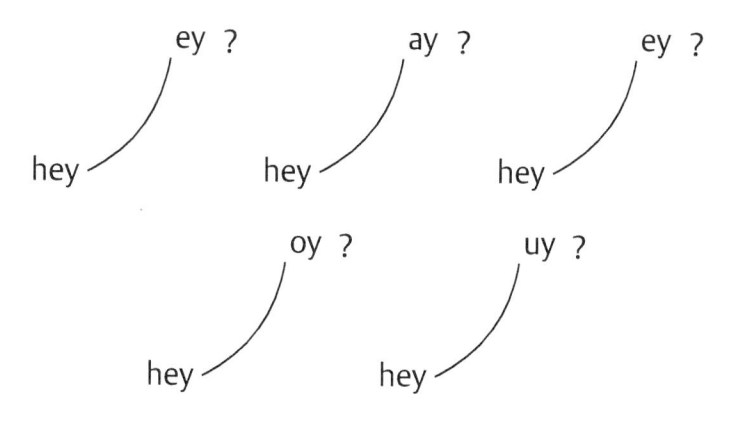

- hey → ey ?
- hey → ay ?
- hey → ey ?
- hey → oy ?
- hey → uy ?

Fazendo um chamado.

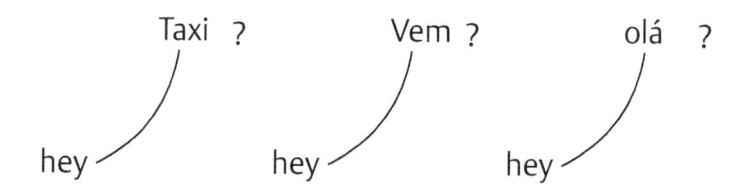

- hey → Taxi ?
- hey → Vem ?
- hey → olá ?

Experimentar uma altura tonal mais aguda.
Repetir primeiro forte e depois fraco, controlando a saída de ar.
Usamos também todas as técnicas para o aquecimento e melhora do desempenho sonoro, vibração de lábios e língua, copo com água para sopro, Shaker, uso de elástico, tudo que possa ajudar a emissão sonora no canto.
Vibração de lábios usando o fonema brrrr com a cabeça para frente, ter cuidado em colocar o sopro entre os lábios sentindo a vibração entre eles, não deixar estufar as bochechas, direcionar o sopro para os lábios, repetindo o exercício com o rosto, para a frente, para a direita e para a esquerda.
Vibração de língua trrrr sentindo a vibração nos lábios; o exercício é feito da mesma maneira; prestar atenção ao sopro dirigido para os lábios, rosto virado para frente, para a direita e para a esquerda, cinco vezes cada lado

Shaker
Colocar o Shaker entre os lábios e dentes, sentado com os braços apoiados na mesa, equilibrando o Shaker na horizontal. Começar soprando sem som, cinco vezes, sentindo a massagem na região laríngea, e, depois, mais cinco

vezes com som. Primeiramente, na posição vertical de frente e, depois, cinco vezes mudando a posição, para a direita e depois para a esquerda. É necessário fazer em casa três vezes ao dia. Prestar atenção ao movimento da cabeça, focalizar o queixo e não as orelhas; é o queixo que vai ao ombro de um lado a outro. Continuar o exercício mudando do tom fundamental para outro mais agudo, cinco vezes também, mudando sempre o movimento da cabeça. Podemos também usar vibração de língua fazendo mudança alternada de tons imitando uma sirene, usar sons agudos e depois graves, sentindo todo som dentro do trato vocal, favorecendo o ajuste glótico, melhorando a ressonância, a projeção e a respiração.

Exercícios com Shaker

1. **Soprar o Shaker inspirando e expirando lentamente cinco vezes.**

2. **Expirar produzindo som fundamental cinco vezes com o rosto colocado para a frente.**

3. **Expirar com som fundamental mudando de postura da cabeça para a direita e depois para a esquerda.**

4. **Expirar mudando de tom, subir e descer o tom, repetindo a mudança de postura de cabeça, à direita e à esquerda.**

5. **Expirar imitando o som de uma sirene de bombeiro movimentando a cabeça de um lado para outro.**

6. **Expirar subindo e descendo o tom..**

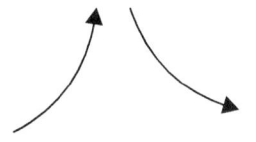

7. **Expirar produzindo uma melodia**
   "Atirei o pau no gato to to"
   "Parabéns para você"

8. Expirar com vibração de língua.

9. Expirar com vibração de língua movimentando a cabeça para a direita e para a esquerda.

10. Expirar com vibração de língua movimentando a cabeça para cima e para baixo.

Uso do Elástico

Segurar o elástico, cada ponta em cada mão, puxar o elástico e emitir a cada puxão em *staccato* /a//a//a/ e finalmente emitir em sopro longo /a/a/a/a/a/a/a/... segurando o elástico sem soltar, mantendo-o firme e esticado. Prestar atenção ao som focado, mantendo o apoio e a postura.

Fazer o exercício mudando a posição da cabeça e usando outras vogais.

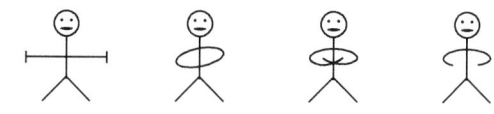

RESISTÊNCIA

Impedindo o som soproso produzido pelo escape de ar entre as pregas vocais.

Para produzir sons não focados, há necessidade de maior quantidade de ar, o que vai provocar menor nível de energia de emissão sonora.

O som focado provoca sensação na região óssea em torno do nariz, incluindo os dentes da frente, obtido pelo som que ressoa através da garganta, boca e pelas passagens nasais mais abertas.

Exercícios

a) Abrir a boca, inspirar e expirar em suspiro; este som soproso é resultado do excesso do ar pelo escape das pregas vocais e é o som não focado. Para as vogais /i/e/u/, há tendência de se fechar a boca. A boca alargada em sorriso ativa a ressonância, produzindo mais harmônicos, dando mais riqueza a voz. Sons agudos e sons fortes necessitam de mais espaço para soar mais fácil.

Equilíbrio para controle vocal:

- Intensidade forte: temos de aumentar a pressão de ar.

1. **Abrir os braços e esticar elástico.**

2. **Relaxar os braços juntando-os para voltar ao peito, relaxando o elástico, e emitir o som.**

3. **Quando o elástico estiver esticado, usar as vogais em *staccato*.**

a) Abrir os braços esticando o elástico e emitir o som em *staccato* a/ usando o fonema facilitador /v/ ou /j/ com a vogal.

b) Relaxar os braços voltando para o tronco fechando-os, inspirar e expirar, e iniciar o exercício.

c) Quando o som estiver focado, retirar o fonema facilitador e emitir somente a vogal.

BIBLIOGRAFIA

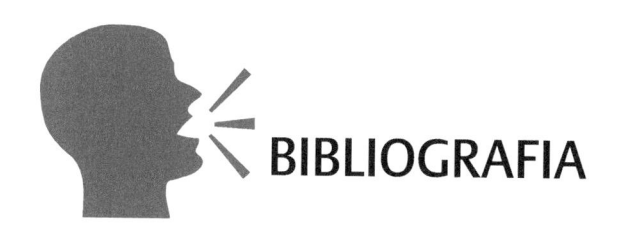

Behlau M, & Pontes P. Higiene vocal. Informações básicas. São Paulo: Ed. Lovise;, 1993.
Behlau M, Pontes P. Avaliação e tratamento das disfonias. São Paulo: Ed. Lovise;, 1995.
Behlau M, Pontes P. Princípio de reabilitação vocal nas disfonias. São Paulo: Ed. Paulista Publicações Médicas;, 1990.
Behlau M, Rehder MI. Higiene vocal para o canto coral. Rio de Janeiro:. Revinter;, 1997.
Beuttenmüller G. O despertar da comunicação vocal. Rio de Janeiro: Ed. Enelivros;, 1995.
Boone D, McFarlane S. A voz e a terapia vocal. 5. ed. Porto Alegre: Artes Médicas;, 1994.
Brandi E. Educação da voz falada. São Paulo, Rio de Janeiro: Atheneu;, 1992.
Colton R, Casper J. Compreendendo os problemas da voz. Porto Alegre: Artes Médicas;, 1996.
Howard E,lisabeth & Autin Howard. "Born to sing:" The vocal power method. 9780972719490: Amazon.com: Books.
Kenze M. Master class. The Voice Foundations.
Nunes, L. Manual de voz e dicção. Cartilha de teatro. Rio de Janeiro: Ed. Minist. Educ. e Cultura;, 1976.
Piccoloto F. Um pouco de nós sobre voz (Silvia Pinho).
Segre R, Naidich S. Princípios de foniatria. Argentina: Ed. Médica Panamericana;, 1995.